Dossiers et Documents

Et si le système de santé
vous appartenait ?

Du même auteur chez Québec Amérique

Confidences d'un médecin, coll. « Dossiers et documents », Montréal, 2003.

Yves Lamontagne, M.D.

Et si le système de santé
vous appartenait ?

QUÉBEC AMÉRIQUE

Catalogage avant publication de Bibliothèque et Archives Canada

Lamontagne, Yves
Et si le système de santé vous appartenait?
(Dossiers et documents)

ISBN 2-7644-0486-7

1. Santé, Services de - Québec (Province). 2. Santé, Services de -
Réforme - Québec (Province). I. Titre. II. Collection : Dossiers et
documents (Éditions Québec Amérique).

RA450.Q8L35 2006   362.109714   C2006-940221-3

Nous reconnaissons l'aide financière du gouvernement du Canada
par l'entremise du Programme d'aide au développement de l'industrie
de l'édition (PADIÉ) pour nos activités d'édition.

Gouvernement du Québec – Programme de crédit d'impôt pour
l'édition de livres – Gestion SODEC.

Les Éditions Québec Amérique bénéficient du programme de subvention
globale du Conseil des Arts du Canada. Elles tiennent également à
remercier la SODEC pour son appui financier.

Québec Amérique
329, rue de la Commune Ouest, 3ᵉ étage
Montréal (Québec) Canada H2Y 2E1
Tél. : 514 499-3000, télécopieur : 514 499-3010

Dépôt légal : 1ᵉʳ trimestre 2006
Bibliothèque nationale du Québec
Bibliothèque nationale du Canada

Mise en pages : André Vallée – Atelier typo Jane
Révision linguistique : Diane Martin et Andrée Laprise
Conception graphique : Isabelle Lépine

Retouches photo : Mathieu Douville et Martine Doyon

*À tous les patients que j'ai rencontrés
au cours de ma carrière.*

Remerciements

À Mme Lorraine Alepin Dutil, Me Christian Gauvin, Mme Stéphanie Neveu, Mme Colette Poirier, Dr Yves Robert, Mme Anne-Marie Villeneuve.

Table des matières

Avant-propos

J'ai travaillé comme médecin généraliste pendant deux ans, avant l'instauration du régime de l'assurance-maladie au Québec. J'ai également été médecin de brousse en Afrique durant la triste guerre du Biafra et, après mon retour au Québec, j'ai œuvré dans le système régi par l'assurance-maladie comme psychiatre et chercheur-clinicien pendant plusieurs années. J'ai enseigné à la Faculté de médecine de l'Université de Montréal. J'ai fait du syndicalisme à titre de président de l'Association des médecins-psychiatres du Québec et j'ai dirigé le Centre de recherche de l'Hôpital Louis-H. Lafontaine. Depuis près de huit ans maintenant, je préside le Collège des médecins du Québec. Depuis le début de ma carrière, d'une part, j'ai côtoyé et je côtoie encore des cliniciens mécontents et, d'autre part, j'ai rencontré des malades et reçu des témoignages émouvants de patients qui ont attendu ou attendent encore des examens et des traitements auxquels ils ont droit.

C'est uniquement à titre de citoyen que j'ai décidé de prendre la parole et de m'adresser à vous au moyen de ce livre. J'assume l'entière responsabilité de mes propos qui, de toute façon, représentent des points de vue que j'ai exprimés dans différents articles ou dans des conférences que j'ai données lors de réunions médicales ou d'affaires. Mes opinions découlent également de mes rencontres avec certains dirigeants et de la lecture de différents ouvrages et documents dont vous trouverez une liste non exhaustive en bibliographie.

Par ce court texte, je souhaite faire réfléchir chacun sur la fragilité de notre système de santé et l'amener à sortir de la majorité silencieuse, afin que tous ensemble nous puissions améliorer la situation. Pas plus que vous, fort probablement, je ne tiens à laisser à mes deux enfants un héritage qu'ils n'ont pas mérité.

Bonne lecture!

Et vous la santé, ça va?

Et vous la santé, ça va? Oui Tant mieux et j'espère que cela continuera pour un bon bout de temps, parce que, si vous lisez seulement les journaux, vous aurez constaté que nous avons encore et toujours des problèmes avec notre système de santé dans notre «Plusse beau pays du monde», comme le disait un «humoriste».

Vieillissement de la population, désuétude du parc technologique dans les hôpitaux, augmentation effrénée du coût des médicaments, déshumanisation des soins médicaux, dépersonnalisation des malades, abus que font certaines personnes du système, pénurie de professionnels, démoralisation du personnel, présence du plus en plus importante du privé, bureaucratie à outrance, et j'en passe. Il y a de quoi nous rendre tous malades. Votre carte de la Régie de l'assurance-maladie affiche un beau soleil en haut, à gauche. Laissez-moi vous dire que, pourtant, le temps est plutôt nuageux.

Nous n'allons plus à l'hôpital mais au centre hospitalier et les malades sont devenus des clients, des consommateurs de soins médicaux et des bénéficiaires. Avec de tels noms, qui pourrait se plaindre d'un système qui semble distribuer généreusement la santé n'importe quand, n'importe comment, à tous ceux qui y ont droit?

De plus, tous les jours, les médias nous racontent des histoires d'horreur sur le système de santé et, simultanément, ils nous présentent les merveilles de la médecine et le développement extraordinaire de la technologie. Étrange paradoxe. Ce déluge d'informations contradictoires contribue à créer un fort sentiment d'inquiétude chez les gens. À cet effet, le groupe Angus Reid a sondé l'opinion des consommateurs canadiens à l'égard des soins de santé. Les résultats par région montrent que les Québécois sont moins enthousiastes que les autres Canadiens quand on leur demande d'évaluer leur système de santé : un maigre 4 % des répondants l'ont jugé excellent.

En 1986, quand j'ai publié *La médecine mécanisée,* j'avais mis beaucoup de temps avant de lui choisir un titre. En préface, je mentionnais d'ailleurs que de nombreux titres accrocheurs m'apparaissaient tous plus significatifs les uns que les autres tels que : *Le système de santé est malade; La relation médecin-malade; Le système d'assurance-maladie au Québec : éden ou enfer?; Le marché de la santé : médecine privée ou médecine publique?* Vingt ans plus tard, il me semble que tous ces titres seraient encore de mise.

On pouvait lire dans le rapport de la commission Rochon, publié en 1988, que le « système est tellement complexe, réglementé, embourbé et traversé de conflits, qu'il est à toutes fins utiles ingouvernable ». On dirait que cette phrase a été écrite hier.

Depuis plusieurs années, le système de santé s'érode de l'intérieur. L'incapacité d'intégrer, de gérer et de contrôler les activités a bien souvent affaibli les ressources humaines et financières et a conduit à une diminution des investissements, affectant encore davantage la performance et le moral du personnel soignant. Au même moment, le support familial et communautaire a diminué et, pour plusieurs, la qualité des services de santé s'est détériorée. Des programmes touchant des maladies spécifiques ont parfois tenté de combler le vacuum laissé par l'absence de politiques de santé compréhensibles et consistantes en proposant de nouvelles cibles, de nouvelles ressources et de nouvelles structures organisationnelles.

Où en sommes-nous et vers où nous dirigerons-nous demain? Voyons d'abord le côté sombre et réaliste de la situation puis, dans un deuxième temps, évaluons un système qui marche comme sur des roulettes. Enfin, entrevoyons plusieurs solutions et hypothèses qui nous permettraient de développer un meilleur système de santé, non seulement pour nous, mais aussi pour nos enfants. Voilà, je vous invite à faire trois voyages dans le monde des soins de santé.

Voyage au marché aux puces en autobus

Mon premier voyage a pour destination le *statu quo*. Je l'intitulerai *Voyage au marché aux puces en autobus*. Au cours de ce périple, on découvrira beaucoup de malades, du personnel en nombre insuffisant et essoufflé, de l'équipement vieillot ou désuet, un service de qualité douteuse, sans oublier la politique des petits amis. C'est la médecine de l'engorgement des urgences, des suppressions de personnel, de la pénurie de médecins, du manque de technologie de pointe, d'une bureaucratie lourde et d'un financement inadéquat. Dans ce système, on favorise une médecine égale, mais moyenne pour tous, et on ne privilégie ni l'émulation, ni l'entrepreneurship, ni le désir de dépassement, encore moins l'amélioration du savoir.

Plusieurs facteurs contribuent à créer ce climat de désespoir, autant dans la population que chez les professionnels de la santé, les gens d'affaires et dans différents groupes sociaux. Résumons les principaux.

La diminution du taux de natalité et le vieillissement de la population

À partir des années 1960, la mise en vente de la pilule contraceptive, la diminution de la pratique religieuse, l'individualisme croissant, de même que l'arrivée massive des femmes sur le marché du travail ont entraîné une baisse importante des naissances. De nos jours, les jeunes couples ne peuvent se permettre d'avoir des enfants parce que, bien souvent, l'homme et la femme trouvent difficilement un emploi ou leur carrière ne prend que bien lentement son envol. Ces jeunes couples ont aussi peine à boucler leur budget, sans compter que les travailleurs sont surtaxés et incertains de leur avenir. Ces problèmes ne favorisent certainement pas l'éclosion de familles nombreuses. Par exemple, aux Îles-de-la-Madeleine, le taux de décès dépasse maintenant celui des naissances, d'où une diminution de la population totale avec les années. Dans une entrevue accordée au journal *Les Affaires,* Bernard Landry rapportait que le plus grand obstacle à l'innovation, ce n'était pas le pouvoir fédéral : c'était la faiblesse de l'indice de fécondité au Québec, qui se chiffrait à 1,5 enfant par famille en 1998.

Parallèlement à la diminution de la natalité, nous assistons au vieillissement de la population. Au Québec, en 1961, il y avait 9,2 personnes de 18-64 ans pour une personne de 65 ans et plus ; donc, neuf fois plus de gens en âge de produire et de faire rouler l'économie que de personnes âgées. Ce rapport est passé à 5,9 en 1991 et diminuera encore pour se situer à 3,5 en 2016. Il faudra donc faire supporter par une population active de plus en plus réduite une population vieillissante de plus en plus nombreuse. En 2010, le nombre de personnes de 65 ans et plus devrait dépasser de 8 000 celui des enfants et cette tendance n'ira qu'en s'accentuant. En 2031, les Québécois âgés seront presque deux fois plus nombreux que les jeunes de moins de 15 ans. Le vieillissement accéléré et inévitable de la population aura des répercussions importantes sur le marché du travail et sur le système de santé.

« Si l'on attribuait à la population d'aujourd'hui la structure par âge qu'elle atteindra dans 20 ans, tout en conservant les règles fiscales et les engagements de dépenses actuels, les revenus fiscaux du Québec diminueraient de cinq milliards et les dépenses augmenteraient d'autant. Au total, le " trou budgétaire " d'origine démographique atteindrait donc plus de 10 milliards », rapportaient récemment les économistes Pierre Fortin, de l'UQAM, et Marc Van Audenrode, de l'Université Laval, au magazine *L'actualité*. Comment nos enfants feront-ils pour combler ce gouffre ?

Le développement technologique

Depuis dix ans au moins, on constate un extraordinaire engouement pour la technologie. Chaque année, de nouveaux appareils sont mis sur le marché et permettent de faire des analyses plus précises ou encore en plus grand nombre à la fois. L'apparition de ces nouveaux instruments rend rapidement obsolète l'utilisation de ceux en place. À l'exception de certaines techniques chirurgicales où la technologie a vraiment été mise au service du malade, la plupart des appareils actuellement sur le marché ne changent en rien l'état du malade, tout simplement, ils permettent de mieux détecter certaines maladies. De plus, chaque hôpital qui se respecte désire être à la fine pointe du développement technologique afin que les services rendus soient de haut niveau.

Les nouvelles technologies exigent des ressources financières importantes en raison de leurs coûts, de leur entretien et de l'ajout de personnel compétent. Elles s'ajoutent souvent aux technologies déjà existantes, ce qui augmente encore les coûts. Enfin, une fois qu'elles sont en place, on a souvent tendance à les utiliser dans un contexte inapproprié. Combien de malades exigent de « passer un scanner » au moindre bobo, comme si l'appareil allait leur procurer une guérison miraculeuse? Et combien de médecins cèdent à ces pressions pour éliminer tout problème possible et éviter des poursuites?

Il en va de même pour les laboratoires d'hôpitaux qui se sont développés de façon exponentielle sans structures ni espaces. Dans le domaine des tests biochimiques, la majorité des instruments ne sont pas utilisés à leur plein rendement. Par exemple, il existe un appareil qui fait 16 analyses sanguines simultanément, à raison de 300 spécimens à l'heure. Cela représente 4 800 analyses à l'heure. Selon un technicien d'un hôpital universitaire montréalais, si cet appareil fonctionnait jour et nuit, un seul suffirait pour toute la ville de Montréal. Combien de laboratoires d'hôpitaux auraient pu fonctionner ainsi et vendre leurs services à des patients pendant les périodes creuses? Dans ce cas, des laboratoires privés comme Biron et Lab One, entre autres, n'auraient jamais vu le jour et les profits ainsi obtenus auraient été réinjectés dans le système public.

Ainsi, en plus de l'engouement généralisé pour la technologie, on décèle un manque de planification et d'organisation en ce qui a trait à l'utilisation de la technologie dans les hôpitaux.

Non seulement les nouvelles technologies coûtent très cher, mais uniquement pour mettre à jour notre parc technologique, il faudrait 1,6 milliard de dollars par année pendant 5 ans, selon le rapport Séguin sur la fiscalité publié en 2002. Bel avenir en perspective.

L'augmentation du coût des médicaments

« Une pilule, une petite granule », comme le dit la chanson thème d'une émission de télévision. Voici venue l'ère de la

« pharmacologisation », néologisme utilisé par le journaliste scientifique Yanick Villedieu. Non seulement le développement de la pharmacologie a été phénoménal au cours des dernières années, mais tous les maux de la terre semblent trouver leur guérison dans l'ingestion de pilules. Nous avons de meilleurs médicaments que par le passé et nous en aurons de plus en plus ; il faudra pourtant en payer le prix. Des traitements plus efficaces et plus courts sont synonymes d'une diminution des hospitalisations, d'une réduction des d'effets secondaires et d'une amélioration de la qualité de vie chez les malades chroniques. Les malades vont donc mieux, mais ils doivent prendre leur médication plus longtemps, ce qui augmente encore le montant de la facture.

De plus, les médicaments représentent maintenant la panacée à la moindre douleur et pour garder une jeunesse quasi éternelle. « Quand j'ai un petit mal de tête, j'attends que ça se passe, mais quand j'en ai un gros, je prends Anacin », dit la publicité. Connaissez-vous quelqu'un qui a un petit mal de tête ? Quant à la jeunesse, les publicités pour le Viagra parlent d'elles-mêmes. Crèmes pour la peau, les rides, les vergetures, hormones pour la ménopause et l'andropause, médicaments pour couper la faim, diminuer l'anxiété ou le stress, pour contrer l'hypertension artérielle, le mauvais cholestérol ou l'alzheimer, et j'en passe. Et pour ajouter au fardeau, chacun voudrait que tous ces produits soient payés par la Régie de l'assurance-maladie. À combien la facture s'élèvera-t-elle lorsque l'augmentation de la longévité entraînera sans aucun doute celle du nombre de médicaments ingérés chaque jour par chaque personne âgée ? Qui paiera cette note salée ? Les gouvernements ? Les compagnies d'assurances, les caisses de retraite, les régimes enregistrés d'épargne-retraite ? Beau casse-tête en vue.

Les problèmes du système de santé

La profession médicale

Ces dernières années, la profession médicale a fait l'objet de fréquentes critiques et elle peine de plus en plus à bien soigner la population. En outre, le capital de sympathie de cette dernière envers les médecins a diminué. Pendant plusieurs années, ils arrivaient au premier rang. Un récent sondage de Léger Marketing les place maintenant au quatrième rang (89 %) après les pompiers (97 %), les infirmières (94 %) et les fermiers (91 %). L'impression générale est que les médecins, omnipraticiens ou spécialistes, sont bien payés, mal répartis entre les régions et ne répondent pas toujours aux besoins de la population.

N'oublions pas qu'au tout début de la médecine, il n'y avait que deux acteurs : le malade et le médecin. Puis, peu à peu, d'autres professionnels de la santé sont venus se joindre à eux : les biologistes, les biochimistes, les spécialistes de toutes sortes, sans compter les ingénieurs, les informaticiens et tout le personnel paramédical. Dans une telle situation, le malade, de plus en plus désemparé, perd la confiance absolue qu'il avait jusque-là en son médecin. Dans ce nouveau contexte, ce dernier est contraint de recourir à d'autres spécialistes qui maîtrisent mieux, par exemple, la pratique des explorations biologiques. Ainsi, le médecin réduit son dialogue avec le malade en prélevant sur celui-ci des échantillons de sang, d'urine, de selles ou d'autres tissus qui seront examinés à l'aide d'appareils très sophistiqués. Quelles sont les causes de la détérioration de l'image de la médecine au Québec ? Une mauvaise formation ? L'absence de médecins au pouvoir ? La rémunération insuffisante ? La technologie ? La bureaucratie ? Les hôpitaux ? Quoi d'autre ?

Je crois qu'il existe trois problèmes dans la communauté médicale, soit : la formation, la pénurie de médecins et l'organisation du travail.

La formation

Lors d'une de mes visites dans un hôpital, j'ai demandé à un jeune médecin pourquoi il n'avait pas de stéthoscope :

« Parce que si j'ai quelque doute au sujet du poumon, je fais passer un rayon X du poumon au malade ; si c'est au sujet du cœur, je lui fais passer un électrocardiogramme. Ce n'est pas comme dans votre temps, il y a beaucoup plus de poursuites. »

Et vlan dans les dents, le vieux ! Heureusement, tous ne suivent pas ce modèle. Professionnel ou technicien de la santé ?

Récemment, je rencontrais un groupe de médecins qui me parlaient du *fast echo* à l'urgence, c'est-à-dire des échographies de base faites dans une situation d'urgence. Cet examen est presque devenu une routine. Très bientôt, on pourra acheter les appareils nécessaires pour environ 3 000 $ à 4 000 $. Gageons que les entreprises voudront en installer dans les bureaux de médecins et, pourquoi pas, dans les pharmacies.

Les médecins deviendront-ils de plus en plus des techniciens de la santé ou resteront-ils de vrais professionnels pour qui la relation thérapeutique est importante ? Malgré mon optimisme habituel, je crois que cela s'annonce mal. Est-il juste de dire que c'est la machine qui dialogue toujours davantage avec le patient et que bientôt l'ordinateur s'occupera de questionner le malade ? Médecin encore humaniste ou technicien ? Je m'interroge.

Cette transformation de la pratique est-elle le fruit de la formation actuelle des médecins ? Pour étudier la médecine, il faut avoir d'excellents résultats scolaires et donner bonne impression au cours de différentes entrevues. Ces résultats scolaires exigés de manière obsessive par les universités constituent-ils une qualité essentielle pour devenir un bon médecin? Les premiers de classe ne font pas nécessairement les meilleurs médecins. Les qualités de cœur sont essentielles pour parler au patient. Les médecins seraient-ils plus efficaces s'ils apprenaient à écouter et à parler avec les malades, à comprendre les difficultés de la vie et à évaluer les origines familiales et professionnelles de certaines maladies physiques et mentales?

Les sciences humaines sont dévalorisées dans la formation des médecins. Il en découle que la jeune génération de médecins a une excellente formation en sciences, mais son niveau de culture générale et son sens critique sont beaucoup plus faibles. C'est ainsi qu'on voit apparaître une médecine d'action plutôt que de réflexion, une médecine qui donne une pilule pour un symptôme et 10 pilules pour 10 symptômes. Les études en mathématiques et en sciences pures sont la voie d'accès la plus sûre pour une carrière médicale. Est-ce la meilleure voie? Les candidats qui ont autant d'aptitudes en sciences sociales qu'en sciences pures n'ont presque aucune chance d'accéder à l'étude de la médecine. Sans vouloir jouer au psychiatre, je dirais pourtant que tous ceux qui connaissent des mathématiciens et des gens formés aux sciences pures constatent que ces personnes sont habituellement plus froides et distantes, et que l'empathie, la chaleur humaine et l'émotivité ne représentent sûrement pas les qualités nécessaires à l'obtention de bons résultats scolaires ou à l'acquisition d'une certaine notoriété dans ce domaine. Il est grand temps que les facultés de médecine tiennent compte de ces faits, modifient leurs critères de sélection en conséquence et accordent davantage d'attention à la formation psychologique et sociale du médecin.

Pensons simplement à l'apprentissage de la communication avec les malades. Une étude a clairement démontré que les patients qui reçoivent de l'information verbale du chirurgien au sujet de l'intervention chirurgicale qu'ils subiront présentent moins de complications après l'opération et restent à l'hôpital moins longtemps que ceux qui ne reçoivent aucune information. La communication non verbale est elle aussi fondamentale. Des chercheurs ont demandé à des médecins de passer cinq minutes dans la chambre d'un malade, la moitié de ceux-ci debout et l'autre moitié assis à côté du lit du patient. Par la suite, on a demandé à chacun des patients combien de temps le médecin lui avait consacré. Quand le médecin était debout, les malades ont répondu qu'il était resté en moyenne trois minutes alors que, lorsque le médecin était assis, les patients ont rapporté qu'il était demeuré dans la chambre pendant dix minutes en moyenne et ils étaient davantage satisfaits de la rencontre. Ce qu'on appelait autrefois le « Bedside manner » semble avoir complètement disparu. Il faudrait revenir à l'apprentissage des notions de communication, de relations humaines et de psychologie chez les étudiants qui, ajoutons-le, entrent en médecine de plus en plus jeunes.

La pénurie de médecins

Je suis toujours choqué d'entendre des politiciens québécois dire que nous avons plus de médecins par habitant que dans le reste du Canada. Pour arriver à cette donnée, ils prennent le nombre total de médecins inscrits dans le bottin du Collège des médecins du Québec. Ils oublient d'enlever les noms de ceux qui exercent ailleurs, mais qui conservent leur droit de pratique au Québec, tous ceux et celles qui travaillent à temps partiel, sans compter les femmes-médecins, dont le nombre est plus grand au Québec que dans le reste du Canada, et qui délaissent la médecine pendant un certain temps lorsqu'elles ont des enfants.

Or il manque de médecins au Québec. Mais il serait faux de croire que ces problèmes de pénurie sont spécifiques au Québec. À l'automne 2005, l'Institut canadien d'information en santé rapportait que le Canada figure parmi les pays qui comptent le moins de médecins par rapport à leur population : 2,1 médecins par tranche de 1 000 habitants, alors que la moyenne se situe à 2,9 pour les 30 pays membres de l'Organisation de coopération et de développement économique (OCDE). Au Québec, la situation est encore plus difficile : à peine 2 médecins par 1 000 habitants. Au cours de la dernière décennie, tous les pays représentés au sein de l'OCDE ont vu le nombre de leurs médecins augmenter, sauf le Canada. Il n'est donc pas étonnant de constater que près du quart de la population n'a pas de médecin de famille. À Montréal seulement, plus de 200 000 personnes n'ont pas de médecins de famille. Enfin, le Canada est l'un des pays où la proportion de femmes-médecins a le plus augmenté en 20 ans. De 17 % en 1980, les femmes comptent aujourd'hui pour plus du tiers des effectifs médicaux dans le pays.

Selon une enquête du Collège des médecins du Québec, il manque plus de 1 000 médecins dans notre province, omnipraticiens et spécialistes confondus. Ce manque de main-d'œuvre médicale provient du gel du nombre d'entrées en médecine de 1994 à 1998 et de la mise à la retraite de plus de 1 000 médecins pendant la même période. Le gouvernement actuel a augmenté le nombre d'étudiants en médecine, mais les résultats ne se feront sentir que dans quelques années puisqu'il faut sept ans pour former un médecin de famille et au moins dix ans pour un spécialiste.

Finalement, devant la complexité et l'ampleur de la tâche, plusieurs médecins réorientent leur carrière vers le secteur privé. Ils font des expertises, deviennent consultants pour des compagnies d'assurances, par exemple, ou ils se tournent vers la fonction publique comme médecins à la Commission de la santé et de la sécurité du travail (CSST) ou à la Société d'assurance automobile du Québec (SAAQ) ou encore vers des champs d'activités qui ne produisent pas de soins comme la santé publique, l'administration ou la recherche. Toutes ces fonctions sont importantes, mais dans la situation actuelle, cela n'aide pas à atténuer la pénurie et augmente la charge de travail de ceux et celles qui restent sur le terrain.

Cela étant dit, la pénurie de médecins est relative, car elle est en grande partie due à une mauvaise organisation du travail. Voyons deux exemples en chirurgie.

L'organisation du travail

Le premier est relié à mon voisin, chirurgien spécialisé dans les opérations par laparoscopie. Après avoir étudié cette technique aux États-Unis, à la demande de son employeur, il est revenu à Montréal pour travailler dans un grand hôpital universitaire. Il a alors constaté que l'hôpital ne possédait pas l'appareil nécessaire pour ce genre d'intervention. Il lui a fallu attendre un an avant que l'appareil soit acheté et livré, ce qui a forcé le chirurgien à retourner aux États-Unis pour se refaire la main pendant quelques mois. Perte de temps et d'énergie. Après cette remise à niveau, il ne pouvait opérer que deux jours par semaine : une journée dans un hôpital francophone et l'autre dans un hôpital anglophone. Puis, une fois sa visite postopératoire faite, il se retrouvait sans travail. Combien de fois l'ai-je vu faire des lectures médicales sur sa terrasse et l'ai-je cru alors en vacances ? Devant cette situation inacceptable, il a choisi d'exercer à New York, où il est devenu une autorité internationale. Il me racontait que, s'il le voulait, il pourrait faire des interventions chirurgicales sept jours par semaine et qu'il disposait de la meilleure technologie possible. Quelle perte pour le Québec !

Mon second exemple m'a été donné par des chirurgiens d'un grand hôpital de Québec. Ceux-ci m'ont raconté que la salle d'opération ouvre à 8 heures, mais que l'intervention ne peut avoir lieu avant 8 h 45 en raison de la préparation de la salle et de l'attente de tout le personnel requis. Si l'intervention est terminée à 14 h 15, ils ne peuvent en commencer une seconde puisque les salles d'opération ferment à 16 heures. Au total, ils ne peuvent opérer qu'un cas par jour dans une salle d'opération qui, somme toute, ne fonctionne que pendant 6 heures sur 24. Des millions de dollars sont donc investis dans des salles d'opération qui sont fermées 18 heures par jour, faute de ressources budgétaires pour payer les heures supplémentaires du personnel. Quelle perte d'énergie! Dans ces conditions, qui s'étonnera de voir s'allonger les listes d'attente et de noter la démotivation des médecins ayant à cœur le bien-être de leurs malades? Si les médecins pouvaient travailler davantage, la pénurie serait sûrement moins aiguë qu'on ne le laisse croire. Pourquoi former des chirurgiens qui ne peuvent opérer que quelques jours par semaine?

Il en va de même pour plusieurs autres professions qui souffriront, elles aussi, d'une pénurie de personnel pour au moins quelques années encore en raison d'une mauvaise organisation du travail. Pensons aux infirmières, aux pharmaciens et aux inhalothérapeutes, entre autres.

Dans un tel contexte, faut-il s'étonner de retrouver le personnel dans un état d'extrême épuisement professionnel et de détresse psychologique? Ils n'ont aucune emprise sur leur travail et ils constatent la baisse de la qualité et de la quantité de leurs interventions. Voilà pourquoi le système de santé a dû payer 253 millions de dollars en congés de maladie à ses employés en 2001-2002, sans parler des départs en masse de professionnels expérimentés, d'une accessibilité réduite aux services, d'une

augmentation des listes d'attente et d'un épuisement professionnel du personnel restant. Une enquête que j'ai menée auprès
de 1 000 travailleurs issus du milieu de la santé, de la fonction
publique et du secteur privé a démontré clairement un plus
grand épuisement des travailleurs dans le domaine de la santé,
principalement en raison de la fatigue, de l'absence d'avancement
et surtout de la surcharge de travail. Comment panserons-nous
les plaies et passerons-nous à travers ce creux de vague ?

Les deux exemples montrent bien une mauvaise organisation du
travail. Depuis plus de 30 ans, les gouvernements ont saupoudré
des sommes d'argent sur toute la province, beaucoup plus pour
des raisons politiques que pour améliorer le sort des malades.
Par exemple :

– Un département de psychiatrie a été construit à grands frais
  dans un hôpital de région où il n'y a aucun psychiatre et où
  les peu nombreux médecins de famille se sentent incapables
  de gérer à eux seuls le service. Bien plus, une fois les travaux
  terminés, on s'est rendu compte que la construction ne cor-
  respondait pas aux normes de sécurité imposées pour ce type
  de malades.

– On a ouvert un centre de traumatologie dans un hôpital
  régional, mais on a acheté le scanner indispensable aux poly-
  traumatisés pour... l'hôpital de la circonscription voisine.

– À Québec, les autorités médicales soutenaient que deux
  centres d'accouchement suffisaient. Pour plaire aux trois
  hôpitaux qui pratiquaient des accouchements, le ministère de
  l'ancien gouvernement péquiste a décidé que les 6 000 accouchements par année à Québec seraient distribués dans les
  trois hôpitaux au lieu de deux. Où est la logique ? Heureusement, la décision a été renversée par l'actuel ministre libéral
  de la Santé.

— Enfin, la décision de brancher un bain thérapeutique dans un hôpital de Québec a été prise après plus de six mois d'attente, lorsque madame Marois, alors ministre de la Santé, a été interpellée à ce sujet à la période de questions de l'Assemblée nationale. Est-ce vraiment au ministre de la Santé de s'occuper de la plomberie?

Avons-nous les moyens d'attendre pour des décisions futiles, de dépenser de l'argent sans objectifs précis et de tenter d'avoir tout, partout, pour des raisons politiques?

La déshumanisation des soins

Compte tenu des très nombreuses règles administratives, on ne sait plus ce qui est urgent ou non, on déshumanise et on « fonctionnarise » les soins. Par exemple, une dame de 82 ans, parfaitement autonome, ne répond pas aux critères bureaucratiques pour se faire opérer d'urgence pour des cataractes. Comme elle ne voit pas bien, quelques mois plus tard, elle fait une chute dans l'escalier, se fracture la hanche et subit une opération d'urgence au cours de laquelle on lui installe une prothèse de la hanche. Depuis ce temps, elle n'a toujours pas été opérée pour ses cataractes et elle vit maintenant en centre d'accueil en raison de sa mobilité restreinte. Imaginez les coûts engendrés par l'illogisme de la situation!

La bureaucratie

Depuis la Révolution tranquille, notre province a donné naissance à une nouvelle élite. C'est à ce moment qu'est arrivée la bureaucratie puissante qui administre et dirige depuis ce temps notre système de santé. Avec ce nouveau système, la profession médicale a beaucoup perdu de son influence. Auparavant, il arrivait souvent que les médecins soient des administrateurs d'hôpitaux. Graduellement, les bureaucrates ont pris le dessus, reléguant les médecins uniquement à des tâches cliniques. La bureaucratie a donc envahi tout le système de santé et c'est elle qui décide finalement de la distribution des services de santé.

Fernand Seguin, grand vulgarisateur scientifique décédé il y a plusieurs années, écrivait : « Au Québec, quand on a un problème, on forme un comité ou on crée une commission et on dit que c'est fait. Nous vivons dans une société sous-développée. » Comme il avait raison ! Bureaucratite, comitite, commissionnite, trois maladies dont est affecté le système de santé.

Au lieu d'avoir de l'initiative et de prendre des décisions, nous formons des structures auxquelles il faudra des mois sinon des années pour livrer leurs mièvres rapports. Pour des raisons politiques, nous assoyons à la même table des gens du privé et des gens du public, des fonctionnaires et des gens d'affaires, des syndicalistes et des patrons, en espérant que tout ce beau monde s'entendra à merveille et trouvera la solution magique au problème. Ridicule et improductif ! C'est pourtant de cette façon que fonctionne le système depuis des années, et ce, aux frais des contribuables. Ce manque d'initiative et de leadership déteint sur tout le reste de la vie économique : diminution de la productivité, cloisonnement des tâches, embauche de personnel supplémentaire, incapacité de licencier un employé improductif et promotion selon l'ancienneté, sans pouvoir tenir compte des habiletés du travailleur.

Mon père, hospitalisé aux soins palliatifs d'un grand hôpital de Montréal, avait un jour demandé à la préposée aux repas d'approcher son plateau. « Appelez l'infirmière, ce n'est pas ma tâche », fut la réponse. Impolitesse, manque d'initiative, absence de compassion, intransigeance et improductivité. On manque d'infirmières pour donner des soins, pourtant elles doivent s'adonner à des tâches qui pourraient facilement être accomplies par d'autres, s'il y avait un peu de souplesse dans la répartition du travail. Dans le domaine de la santé uniquement, il existe plus de trois cents postes différents avec des définitions de tâches bien précises. Ne demandez pas à celui qui brasse la soupe de donner un coup de main à celui qui coupe les légumes. L'employé est condamné à être un simple pion, à ne pas voir son travail valorisé et à s'en tenir uniquement à son travail. La bureaucratie, la rigidité et le manque d'ouverture des syndicats ont tué le leadership, l'initiative et la créativité du personnel. On a menacé un préposé aux bénéficiaires de lui crever ses pneus de voiture parce qu'il avait ramassé un verre brisé au lieu d'appeler le préposé à l'entretien. Il y a de quoi devenir agressif.

Sur un plan plus large, lors de la création des groupes de médecine de famille, j'ai assisté à une réunion du ministère de la Santé où l'on expliquait les types de contrats que les médecins devaient signer. On a alors présenté une paperasse plus compliquée que l'engagement que l'ONU a pris envers l'Afghanistan. Pourquoi faire simple quand on peut faire compliqué ?

Depuis les années 1960, nos gouvernements et les syndicats ont développé des structures lourdes et complexes qui tentent de gérer tous les aspects de la vie des citoyens : santé, éducation, services juridiques, normes de travail, services de plaintes, défense des droits, industrie et commerce, relations avec les citoyens, pour n'en nommer que quelques-unes. Nous sommes obligés de répondre à toutes sortes de normes bureaucratiques qui dictent et encapsulent les comportements tant des entreprises que des individus. Et comme rien n'est jamais parfait, d'interminables et coûteux litiges et débats juridiques en résultent ; ils ont le mérite de faire vivre grassement certains avocats. Il n'est donc pas étonnant que, dans de nombreux programmes étatiques, tant au fédéral qu'au Québec, 70 cents de chaque dollar aillent à la bureaucratie.

Dans son livre *Des idées pour le Québec*, l'économiste Alain Bonnin résume bien la situation : ce n'est pas en raison de la concurrence internationale ou parce que le Nouveau-Brunswick nous vole des emplois que nous tirons de l'arrière. C'est parce que notre législation du travail est la moins adaptée à la réalité nord-américaine, parce que nous cherchons des solutions de facilité, parce que nos conventions collectives et nos règlements bureaucratiques paralysent l'initiative et encouragent le faible rendement et parce que nous cherchons à préserver des emplois au lieu d'essayer d'en créer de nouveaux. Quand en aurons-nous tous assez de cet immobilisme ?

Les finances publiques

Depuis un an, on a beaucoup entendu parler de la dette du Québec et des intérêts payés chaque année, comme si auparavant personne ne savait ou personne ne s'en préoccupait. Voyons quelques données effarantes.

– Nous avons le taux d'endettement le plus élevé en Amérique du Nord. La dette dépasse les 100 milliards de dollars et, chaque année, 8 milliards de dollars des dépenses gouvernementales sont consacrés au paiement des intérêts de cette dette ; à lui seul, ce montant équivaut à près de 50 % du budget de la santé.

– Sur une population de près de 8 millions d'habitants, seules 160 000 personnes, soit 2 % de la population, déclarent des revenus annuels supérieurs à 100 000 $ et sont responsables de 24 % de tous les impôts payés. De plus, selon l'ancien ministre des Finances Yves Séguin, le revenu médian des Québécois, soit en enlevant les très riches et les très pauvres, est de 34 000 $ par année. Dans l'ensemble du Canada, le revenu moyen par habitant est de 21 630 $ et le Québec est dans la moyenne. En bref, les Québécois sont pauvres.

- Même si la situation s'améliore depuis quelque temps, le chômage a longtemps oscillé entre 10 % et 12 % et a même atteint les 20 % si l'on inclut dans ce taux les assistés sociaux. Un taux de chômage élevé coexiste avec d'importantes pénuries de main-d'œuvre ; 46,7 % des employeurs québécois éprouvent de la difficulté à recruter du personnel qualifié.

- Depuis 1976, 506 sièges sociaux ont quitté Montréal pour Toronto, alors que 122 ont laissé Toronto pour Montréal. La plupart de ceux qui ont déménagé à Toronto étaient de gros employeurs ; ceux qui se sont installés à Montréal étaient de plus petites entreprises. Le nombre d'employés des sièges sociaux à Montréal équivaut à la moitié de celui de Toronto.

- La moitié des immigrants investisseurs admis au Québec en 1993-1994 sont partis en Ontario ou en Colombie-Britannique.

- Les entreprises sous contrôle étranger ne comptent plus que pour environ 17 % du chiffre d'affaires de l'ensemble des sociétés commerciales du Québec, contre 28 % pour le reste du Canada.

- Plus de 40 % des emplois créés au Québec depuis 15 ans sont des emplois à temps partiel et 70 % d'entre eux sont occupés par des femmes.

- Au Québec, les impôts fédéral et provincial combinés grugent 52 % des revenus des gens qui gagnent 65 000 $ et plus. Aux États-Unis, ce taux est de 39,6 % et n'est atteint que par les contribuables qui touchent un revenu équivalent à 375 000 $ canadiens et plus. Même si les États-Unis investissent moins que nous dans les programmes sociaux, l'économie est plus florissante et les Américains plus riches que les Canadiens.

- Le professeur Marcel Boyer, du Département des sciences économiques de l'Université de Montréal, affirme que la performance économique globale du Québec traîne dangereusement derrière celle du reste du Canada et des États-Unis depuis plus de deux décennies. La situation a même tendance à se détériorer encore plus depuis le début des années 1990. Selon lui, trois causes principales expliquent ce phénomène :

1) un manque généralisé d'incitations à l'adaptation, à la performance et à l'innovation ;

2) le vieillissement des mécanismes publics dans la gestion, la coordination et l'affectation des ressources ;

3) la manipulation opaque et pernicieuse des mécanismes qui privilégient les subventions aux groupes d'intérêt organisés.

Depuis plus de 25 ans, le Québec dépense plus qu'il ne gagne. Si la situation économique continue d'empirer, de sérieuses crises sont à prévoir : dégradation des services de santé et des services sociaux, baisse de la qualité de la formation universitaire et professionnelle, détérioration des infrastructures et de l'environnement, dépérissement des industries culturelles, bref, appauvrissement général de la population. Serons-nous fiers de laisser un pays bourré de dettes à nos enfants ? Dans la situation actuelle, nous leur laisserons une maison hypothéquée à 100 %, dont seuls quelques intérêts sont payés. Il s'agit d'un grave problème d'équité entre les générations. Comment feront-ils pour nous payer une place au centre d'accueil ? Seront-ils plus ouverts à l'euthanasie pour régler le problème des personnes âgées ? Souhaitons ne pas en arriver là...

Le rôle des syndicats

Je n'ai rien contre les syndicats, ayant présidé moi-même une association syndicale pendant 10 ans. Par contre, je condamne l'attitude de braquage continuel des syndicats face à toute nouvelle idée ; c'est la tyrannie du *statu quo*.

À la moindre enquête, à la suite des différentes commissions sur la santé, au moindre rapport sur l'état du système et des changements à y apporter, les syndicats s'opposent. C'est la vieille méthode qui consiste à jouer à l'autruche et à tirer sur le messager quand on n'aime pas le message. Il suffit qu'une étude montre que le système de santé s'en va à la faillite pour qu'on la qualifie d'alarmiste. Dès que le gouvernement cherche de nouvelles solutions pour améliorer la situation, on crie au meurtre. Bref, c'est le refus d'admettre l'existence même d'un problème. Les inquiétudes que partagent les gouvernements du monde entier ne les atteignent pas. Ont-ils seulement lu les nombreuses études très crédibles sur les finances publiques et sur la démographie? Savent-ils qu'un sondage Crop-*La Presse* de juin 2005 montre que 62 % des Québécois sont d'accord pour permettre le retour de l'assurance-santé privée tout en protégeant l'intégrité du système public, et qu'un autre de Léger Marketing, de décembre 2005, affirme que 72 % des Québécois accepteraient que l'État permette un accès plus rapide à des soins de santé privés à ceux qui souhaitent payer? Il doit bien y avoir au moins quelques-uns de leurs membres qui ont répondu au sondage! Pour eux, les solutions demeurent toujours les mêmes : taxer davantage les riches, soit un très petit nombre. Que ferons-nous si des industries déménagent à l'étranger où ils paieront moins d'impôt et où ils trouveront une main-d'œuvre moins coûteuse et plus productive? Tout en niant l'existence d'une impasse financière, en niant l'urgence de la situation, en refusant de participer aux différentes réflexions sur le sujet et en les critiquant par la suite, en offrant très peu de solutions concrètes pour modifier la situation, les syndicats se contentent d'exercer des pressions pour augmenter la rémunération de leurs membres. Je comprends bien que c'est un des premiers buts des syndicats, mais il me semble qu'ils pourraient aussi mettre la main à la pâte et participer avec plus de franchise à la résolution des problèmes de notre société. À l'heure actuelle, celui qui n'est pas lié à un groupe de pression ou à un mouvement social, qui ne sait pas comment recourir aux médias ou aux manifestations populaires n'a aucun droit de parole. C'est anormal ! Au lieu de critiquer et de voir du mal partout, les syndicats devraient aussi s'occuper des questions financières et peut-être avant tout aider à simplifier la gestion du système qu'ils ont rendu si complexe. Il n'y a pourtant pas beaucoup de solutions de rechange : accroître les revenus ou abaisser les dépenses ou une combinaison des deux.

Pour rien au monde, je ne voudrais que notre système de santé se détériore ; il pourrait par contre dépérir rapidement si rien n'est fait et si l'on continue d'agir comme si le problème n'existait pas. La pensée magique a assez duré. Le problème existe et il faut y faire face dans les plus brefs délais. Autrement, nous courons à notre perte.

Le privé

En plus d'être la hantise des syndicats, le débat sur la place du privé et celle du public conduit à des exagérations de toutes sortes. Faut-il d'abord se demander où et quand s'arrête le public et où et quand commence le privé ? Que veut-on privatiser ? Rien n'est blanc ou noir.

Précisons d'emblée qu'aucun système de santé n'est entièrement public ou privé. Au Québec, alors qu'au début des années 1980 les dépenses publiques représentaient 82 % des dépenses totales de santé, cette proportion a été ramenée à près de 70 %. Bien qu'il y ait un engouement pour les soins privés et que se développent, parallèlement, un marché pour les médecines douces et un pour des soins coûteux, tels les couronnes dentaires et autres, il y a fort à parier que les réductions draconiennes dans le financement public ont contribué à ce nouveau ratio de dépenses public-privé. Retenons que le financement des services de santé est mixte dans tous les pays sociaux-démocrates comme le nôtre, les formes et le degré de mixité public-privé variant d'une société à l'autre. La prudence est de mise quant au choix des qualificatifs accolés à notre système de santé. Ainsi, on qualifie souvent de cliniques privées les bureaux des médecins. Bien souvent, ces cliniques appartiennent à des médecins; en ce sens elles sont privées. Par contre, le médecin qui voit les malades est payé par la Régie de l'assurance-maladie du Québec, donc par le système public. À l'autre extrême, combien de gens, et pas nécessairement les plus riches, visitent, en toute légalité, une clinique totalement privée et paient pour les services et les consultations médicales? Dans ce cas-ci, les médecins se sont désengagés du système public et facturent des honoraires directement aux patients. Je connais aussi des Québécois qui enrichissent les Américains en recevant leur hémodialyse en Floride l'hiver et à Plattsburgh l'été. Cet argent ne pourrait-il pas rester ici? Le privé occupe une place de plus en plus importante dans le système de santé puisque près du tiers de toutes les dépenses dans le domaine sont assumées directement par les citoyens, soit en argent comptant ou par le biais des assurances. Ce pourcentage était passé d'environ 20 % en 1980 à plus de 33 % en 1997. Il y a tout lieu de croire qu'il a encore augmenté. Pourquoi peut-on payer pour améliorer sa vision par le laser, pour se faire remonter la peau du visage ou les seins, sans compter le dentiste, l'optométriste ou le physiothérapeute, mais pas pour une prothèse du genou ou de la hanche? Le Québec a donc déjà un financement privé très important et celui-ci augmentera sans aucun doute dans l'avenir, si l'on se fie aux prédictions de l'économiste David Foot. Au lieu de se cacher la vérité et de se fermer les yeux sur cette réalité, pourquoi ne pas contrôler le financement privé, l'encadrer et s'en servir pour donner de meilleurs soins à l'ensemble de la population? Qu'on le veuille ou non, à moyen et à long terme, il y aura sans aucun doute un retour partiel au système privé. Si personne ne s'en préoccupe, il y a de fortes chances que, pour des raisons purement économiques, nous revenions alors à une médecine de riches et de pauvres, à une médecine à deux vitesses au lieu d'une médecine en deuxième vitesse.

Voyage aux États-Unis
en première classe

Entreprenons maintenant notre deuxième voyage, que j'intitulerai *Voyage aux États-Unis en première classe*. Nous cheminons ici dans un système où nous payons comptant ou bien nous sommes couverts par une assurance. C'est ainsi que je me retrouve, au cours d'un hiver, au petit hôpital de Plymouth au New Hampshire, hôpital de 75 lits pour une population de 10 000 habitants. À la suite d'un accident de ski, ma fille a subi une commotion cérébrale. À mon arrivée à l'urgence, le personnel est courtois et chaleureux, la carte de crédit est de rigueur, le médecin est disponible. Lorsqu'il décide que ma fille doit passer un CT scan, je lui demande où aller. Il me répond qu'ils ont le plus récent appareil sur place et que, contrairement au Canada, ils ne prennent aucun risque et utilisent tout de suite la technologie de pointe. Il m'assure que les images seront transmises par télémédecine au radiologiste de Boston et que nous aurons la réponse en moins de trente minutes. Une heure et demie plus tard, nous sommes sortis de l'hôpital, le tout pour la somme de 937 $ américains. Il est facile de constater que ce voyage en première classe s'adresse aux classes moyennes et privilégiées, ayant de l'argent ou des assurances, et se préoccupe peu de la population pauvre et des groupes vulnérables. Comme jadis dans les voyages en *Concorde*, le service est impeccable, la technologie avant-gardiste et les prix sont exorbitants.

Quand je suis allé visiter les patients cancéreux traités à Plattsburgh, je leur ai demandé de me faire part, par ordre décroissant, des quatre points importants qu'ils ne retrouvaient pas au Québec. Leurs réponses :

1) l'accueil : sourire et gentillesse de la réceptionniste et du personnel;
2) la gratuité des jus et du café dans une salle bien aménagée;
3) un grand stationnement gratuit;
4) la disponibilité du médecin.

Les trois premiers points sont uniquement des critères hôteliers, alors que le dialogue avec le médecin vient en dernier lieu.

Avez-vous d'ailleurs remarqué qu'il existe des similarités entre le système hospitalier et les grands hôtels ? En effet, dans les deux cas, l'occupation des chambres constitue une priorité. En ce sens, les hôpitaux et les hôtels partagent la même vision commerciale : les coûts d'exploitation sont semblables et on accorde une attention particulière aux chambres, au décor, etc. On sait enfin que, comme pour les chaînes hôtelières, le nombre d'hôpitaux a diminué, chaque hôpital devenant de plus en plus gros. Il n'est donc pas surprenant qu'aux États-Unis, on parle désormais de marketing hospitalier et qu'on y adapte des stratégies de marketing utilisées dans les grandes chaînes hôtelières.

Quatre points importants

Premièrement, on devrait s'attendre à ce que le personnel hospitalier écoute et sourie aux malades, s'adresse à eux et aux visiteurs en utilisant leur nom et assiste patients, visiteurs, nouveaux employés ou toute personne qui en manifeste le besoin. Deuxièmement, les gens ont des attentes élevées relativement à la propreté, que ce soit à l'hôpital ou à l'hôtel. Toutefois, ils semblent plus exigeants sur ce point en milieu hospitalier, probablement en raison de la possibilité d'infection et en fonction de l'asepsie qu'on doit y trouver. Troisième point, les services offerts portent surtout sur le mieux-être du malade pendant son séjour. Enfin, dernier point, la clarté des indications est primordiale en milieu hospitalier pour que les patients, autant que les visiteurs, puissent se retrouver dans ce véritable labyrinthe de services, de départements, de bureaux et de laboratoires.

La mise sur pied d'un programme de marketing sert d'abord à conférer un sentiment d'appartenance et de fierté au personnel de l'hôpital et à faire connaître au grand public les sphères d'excellence qu'on y trouve. Ce programme contribue également à donner à l'établissement en question sa place dans le domaine des relations qu'il entretient avec la population, place que trop peu d'entre eux ont su tenir de façon positive dans notre province. Enfin, il fait en sorte que la communauté et le milieu des affaires participent davantage au développement et à l'expansion du centre hospitalier, afin qu'il puisse conserver et améliorer les critères d'excellence qu'il s'est imposés. Retrouve-t-on l'humanisation des soins dans nos hôpitaux, en favorisant une ambiance agréable, dans des locaux accueillants propices à l'intimité, de même qu'un personnel chaleureux? J'en doute fortement.

Même si nous n'avons pas les moyens des Américains, au moins pourrions-nous mettre un sourire sur le visage des professionnels et du personnel, un mot de réconfort dans leur bouche et un peu de chaleur humaine dans leur attitude. Cela ne coûte rien et pourrait fort probablement au moins diminuer les prises de bec avec certains patients.

Aux États-Unis, le marketing porte principalement sur trois points. Les services offerts par l'hôpital constituent le premier point. Ils se divisent en services médicaux et en services spécialisés tels l'enseignement, la technologie, etc. Le deuxième point porte sur le type de malade auquel l'hôpital offre des services, et le troisième, sur le développement de méthodes promotionnelles. Ces méthodes promotionnelles ont pour objectifs d'améliorer l'image de l'hôpital, d'y attirer des médecins compétents, d'accroître la participation de la communauté à ses activités, d'augmenter les services offerts, d'attirer les donateurs, d'engager et de retenir un personnel de pointe autant sur les plans cliniques qu'administratifs, de communiquer aux médias les nouvelles le concernant, de faire reconnaître publiquement certains employés exceptionnels et de gagner l'opinion publique au moment de la prise de décisions importantes, de scandales ou de conflits. En fait, il s'agit de montrer que l'hôpital joue un rôle actif dans la communauté.

Il est évident que les malades et leurs familles jugent l'hôpital sur des critères de base qui leur sont propres. À toutes les étapes de l'hospitalisation, les quatre mêmes points reviennent : l'attitude du personnel, la propreté, les services offerts et la clarté des indications. Investir temps et argent afin d'améliorer la qualité de vie des malades et le comportement du personnel ne mettrait sûrement pas le système en faillite, mais contribuerait fortement à augmenter la confiance de la clientèle et la fidélité des donateurs envers les fondations hospitalières.

Voyage au Québec
en classe économique

Enfin, terminons notre périple par un voyage en classe économique dans les petits avions qui nous transportent à la grandeur du Québec et comprenons que le *Concorde* nous est impossible et que même ces voyages à l'intérieur de nos frontières coûtent cher. C'est donc un mélange de marché aux puces et de première classe. Il faut innover dans l'organisation des services pour continuer à offrir, de façon équitable et à tous les citoyens, des services de qualité, mais sans luxe ostentatoire. Pour y arriver, les transformations seront importantes. Nous ne pouvons nous offrir qu'un voyage en classe économique et nous devons être réalistes, plutôt qu'optimistes à outrance. Sans cela, même la classe économique sera inaccessible et nous nous promènerons tous en autobus en direction du marché aux puces.

Le tableau que je viens de tracer a de quoi nous rendre anxieux, tristes pour nos enfants ou même en colère. Il peut aussi nous donner envie de réfléchir encore et d'attendre. Le temps arrange bien les choses, dit-on. Or, la réflexion dure depuis des années et il existe des solutions. Pourquoi attendre? Il est temps que le système de santé québécois cesse de ressembler à une personne qui prétend avoir toujours 39 ans; chaque année, le mensonge est de plus en plus apparent jusqu'à ce qu'éventuellement il devienne une blague. Le mensonge, c'est que le système de santé est un service public, que chacun a une chance égale d'y accéder et qu'il est subventionné par les contribuables. La réalité est tout autre.

Dans les pages qui suivent, je proposerai diverses solutions qui pourraient nous sortir du marasme. Certaines d'entre elles sont d'ailleurs déjà en application. Elles s'adressent au gouvernement, aux médecins, aux syndicats et au public.

Recommandations au gouvernement

Les solutions les plus importantes doivent venir de l'État, qui doit avoir l'audace de les appliquer en dépit de l'opposition des tenants du *statu quo*. Les Québécois le moindrement censés et leurs enfants lui en seront reconnaissants.

Pour obtenir des succès, les quatre principes suivants doivent être mis de l'avant :
1) la santé est un préalable au développement humain ;
2) l'équité et la justice doivent être à la base de tout développement des systèmes de santé ;
3) les systèmes de santé doivent être flexibles et répondre aux besoins de la population ;
4) de nouveaux mécanismes doivent être mis en place pour améliorer le dialogue, modifier les priorités et imposer l'imputabilité.

En fonction de ces principes, le gouvernement devrait se donner les six rôles suivants :
1) s'assurer que des services de santé de bonne qualité soient disponibles pour toute la population et dans toutes les régions, en prêtant une attention particulière aux clientèles pauvres et vulnérables ;

2) mettre davantage l'accent sur la vision et le contrôle du système de santé ;

3) définir le cadre général des politiques et des stratégies visant à de meilleurs résultats et accroître l'imputabilité ;

4) soutenir de nouvelles sources de financement pour permettre la transformation du système de santé ;

5) développer des connaissances dans des domaines comme l'économie et la démographie et adopter un rôle de conseiller et d'analyste plutôt que celui de gestionnaire et de politicien ;

6) finalement, créer et soutenir un partenariat pour la santé. À cet effet, le gouvernement doit cesser de jouer à l'autruche et de taire toute la vérité. La contribution de divers pourvoyeurs privés doit nécessairement devenir visible et imputable. Même si, dans l'avenir, des frictions sont possibles à ce sujet, le gouvernement doit mieux comprendre la façon dont les marchés fonctionnent dans le secteur de la santé et développer des politiques et des incitatifs pour canaliser le comportement du système privé vers des buts qui sont socialement acceptables.

En bref, le gouvernement, et son ministère de la Santé, doit cesser de « faire » et de « ramer » pour se mettre à « penser » et à « tenir le gouvernail ».

Le financement du système de santé

Commençons par le financement du système de santé, sujet le plus difficile et le plus pointu. Que peut-on suggérer ? Tous s'entendent sur le fait qu'il faut injecter plus d'argent. Mais où le trouver ? Comment boucleriez-vous votre budget si vous gagniez 50 000 $ par année et que vous aviez des dettes de plus de 100 000 $? La réponse est évidente. Pourquoi, alors, personne ne raisonne-t-il de la même façon quand il s'agit des finances publiques? Partons d'un principe simple. Dorénavant, aucun gouvernement au monde ne pourra assumer seul les services de santé offerts à sa population. Je ne suis pas économiste, je ne me lancerai donc pas dans des considérations économiques ultra-spécialisées, des analystes beaucoup plus crédibles le font depuis des années. Cependant, il me semble que certaines solutions pratiques nous aideraient à améliorer le financement du système public.

Relativement au financement

— D'abord et avant tout, remettre le système de santé sur les rails en injectant de l'argent, que ces sommes proviennent du Trésor public ou de sources privées. Au cours d'une conférence, l'écrivain John Ralston Saul a déjà dit : «Ceux qui ne pensent pas que c'est une bonne idée de remettre des milliards de dollars dans le système de soins sont ou bien fous, ou bien dans le commerce des cercueils.» Plus récemment, l'ancien premier ministre Jacques Parizeau s'est confié au *Devoir*: «Le Québec s'empêche de prendre des virages, évite plusieurs débats essentiels, parce qu'il est engoncé dans une foule de perceptions figées, perceptions à propos de questions anciennes, usées; par exemple, les rapports entre les secteurs privé et public.»

— Scruter la légitimité de certains abris fiscaux et des règles de reports d'impôts qui profitent essentiellement aux gens les plus favorisés.

— Maîtriser l'augmentation phénoménale de la facture des médicaments en jouant mieux la carte des médicaments génériques, en imposant des preuves scientifiques sur les avantages d'un médicament par rapport à un autre en termes de rapport coût-bénéfice avant d'inscrire un nouveau produit sur la liste des médicaments remboursés et en mettant en place un système d'achat en gros de médicaments à l'échelle de la province, comme on le fait pour l'achat de vins et spiritueux.

- Imposer aux entreprises pharmaceutiques un don corporatif au ministère de la Santé en fonction de leurs ventes au gouvernement. Ce don corporatif devrait être plus important pour les compagnies de médicaments génériques qui ne participent pas à la recherche sur de nouveaux médicaments.

- Bien qu'impopulaire, politiquement parlant, introduire un ticket modérateur pour les problèmes bénins. En Suède, pays encore plus social-démocrate que le nôtre, vous devez débourser 25 $ pour voir votre médecin de famille et 35 $ par visite à l'urgence. Cela a permis un apport de capital de 10 % au budget de la santé. Un ticket modérateur existe aussi en France. Quelques précautions pourraient être prises pour mieux en cibler les effets. Ainsi, on pourrait permettre à chaque Québécois une ou deux visites annuelles sans ticket modérateur et ne pas faire payer les visites résultant d'une consultation demandée par un autre médecin ou effectuée dans le cadre d'un traitement régulier.

- Faire payer les frais de repas et de buanderie aux patients hospitalisés dont les revenus sont au-dessus des normes de l'aide juridique. S'ils étaient à la maison, ils auraient à dépenser ces sommes d'argent de toute façon.

- Instaurer l'assurance-santé (la caisse santé telle que préconisée par la commission Clair) ou encore l'assurance-vieillesse proposée par d'autres. Tout comme l'assurance-maladie, ce type d'assurance, pris à même nos impôts, verrait à ce que chaque citoyen puisse bénéficier d'un montant d'argent lui permettant de s'offrir certains services additionnels au besoin. Ces assurances seraient universelles, ce qui éliminerait toute possibilité de choisir uniquement les patients présentant peu de risques. Cela permettrait d'établir une structure de prime abordable pour la plupart des travailleurs, tout comme le sont celles pour un système similaire en Australie où plus d'un million de personnes sont couvertes en dépit d'un revenu moyen de moins de 23 000 $ canadiens. Chaque Québécois devrait être prêt à investir dans une police d'assurance-santé au moins le même montant qu'il paie annuellement à la Société d'assurance automobile du Québec.

— Pour mettre en œuvre ces propositions, il faut idéalement diminuer les impôts pour donner une marge financière additionnelle aux familles, délester le système public de services non médicalement requis ou non pertinents et mettre fin au débat sur l'opportunité de modifier le régime public au profit du secteur privé, tout en s'assurant que les citoyens et citoyennes conservent leurs droits à des services de santé de qualité. Ne nous méprenons pas. Je tiens toujours aux principes de base de la *Loi canadienne sur la santé*. Comme d'autres, je considère cependant que les ressources publiques actuellement disponibles en santé ne comblent plus les besoins et n'offrent plus un accès raisonnable aux soins médicaux et hospitaliers. Nous devons trouver d'autres solutions, certes impopulaires et difficiles, mais qui permettront aux malades de retrouver un système de santé équitable avec une médecine de qualité.

Relativement à la bureaucratie

Nous entendons très rarement des ministres et des députés décrire à la population les abus du système ou les absurdités des situations créées et les coûts qui en résultent. Winston Churchill a déjà dit : « On structure nos structures et après, elles nous structurent. » Dans leur livre *Reinventing Government*, les analystes américains D. Osborne et T. Gaebler rapportent : « Les systèmes publics actuels gaspillent la créativité, les talents et l'énergie. Ce n'est pas en dépensant plus ou en dépensant moins, en devenant public ou privé, qu'on va régler les problèmes, c'est en réinventant les fonctions[1]. » Les données de novembre 2005 de l'Institut canadien d'information sur la santé montrent que le Québec est la province canadienne qui dépense le moins pour les soins de santé. Par contre, il y a un seul poste où le Québec dépense plus que les autres provinces, c'est l'administration : 77 $ par personne au Québec, 38 $ en Ontario et la moyenne canadienne est de 49 $.

De toute urgence, nous devons diminuer et modifier la bureaucratie qui étouffe le système. Pour diriger une école, on exige un enseignant, pour un laboratoire, un scientifique, mais pour diriger un hôpital, il ne faut surtout pas avoir tenu un stéthoscope. Dans la vision bureaucratique du système de santé, il y a bien plus de politique que de médecine, plus d'idéologie que de science. Il est temps que cela change.

Je lisais récemment que le Québec a besoin de milliers de bureaucrates pour gérer le système d'éducation qui comprend un million d'étudiants, alors que le Danemark en a besoin de 50 pour le même nombre d'étudiants. On pourrait multiplier ces exemples dans bien d'autres domaines. L'État est omniprésent, la bureaucratie et les contrôles administratifs de toutes sortes freinent l'activité des individus et des entreprises. Selon l'économiste Jean-Luc Migué, la piètre performance de notre économie ne tient pas aux déficiences des individus, mais au carcan bureaucratique dans lequel on les enferme depuis plus d'une génération. De son côté, l'économiste David Foot soutient qu'il est temps de prendre au sérieux le besoin de créer une main-d'œuvre flexible. Il s'agit d'une main-d'œuvre où les individus,

---

1. Traduction libre de l'auteur.

au lieu de garder le même emploi toute leur vie, changent facilement d'employeurs et même de domaine. C'est également une
main-d'œuvre qui a l'occasion de se recycler très souvent.

Au terme d'une recherche réalisée auprès de 130 entrepreneurs
au pays, le directeur du Centre d'entrepreneuriat des PME de
l'Université Laval a constaté que les nouveaux entrepreneurs,
fidèles à leur objectif de mondialisation, accordent la première
place aux choix ainsi qu'au traitement de leurs employés et
offrent un environnement où les structures hiérarchiques sont
minimales. Dans certaines entreprises, on se targue même de
n'avoir aucune structure hiérarchique car, selon elles, les structures inhibent la création et emprisonnent les employés dans
leur description de tâche.

Depuis 1992, le docteur Richard Murphy, directeur de l'Institut
neurologique de Montréal, a engagé 17 scientifiques de grand
calibre dont six Américains et trois Européens. Dans une entrevue, il a déclaré : «Nous leur proposons un environnement
excitant. La bureaucratie se résume à moi et je ne suis pas un
bureaucrate. Cet avantage est majeur.»

Les gouvernements ont un rôle à jouer dans l'économie, mais
de plus en plus de gens contestent leurs moyens d'intervention,
et les coûts toujours grandissants. Pour améliorer la situation,
les électeurs doivent exiger de l'État le même degré d'efficacité que celui des entreprises, qu'il minimise ses interventions,
élimine les activités inefficaces et improductives et favorise la
qualité et la productivité à tous les niveaux. L'ancien président du
Mouvement des caisses populaires Desjardins, Claude Béland,
expliquait en entrevue : «On est à l'ère de la mondialisation des
marchés, des technologies de pointe et pourtant, nos institutions
fonctionnent comme il y a 100 ans. Ce n'est pas très efficace.»
Parmi les 12 grands défis à relever, dans leur ouvrage *Les défis*

de la compétitivité, les auteurs A. Martel et M. Oral suggèrent au gouvernement de réviser le rôle des pouvoirs publics, d'alléger l'appareil gouvernemental et d'assainir les finances publiques et la fiscalité. En 1996, le premier ministre Lucien Bouchard déclarait : « Pour créer de l'emploi, il faut donner de l'oxygène au secteur privé. Cela signifie simplifier l'aide de l'État et alléger sa réglementation. »

Devant ces faits, il nous faut donc instaurer une social-démocratie moderne, innovatrice et responsable. L'État doit plutôt se concentrer sur son rôle de metteur en scène. Cela permettra de trouver de nouvelles façons d'agir, plus simples et plus souples, d'innover afin de répondre aux exigences des années 2000. En nous débarrassant d'un certain nombre de contraintes, nous pourrons faire avancer l'action de façon positive et redonner à tous la possibilité d'avoir plus d'initiative. Nous pouvons y arriver à la condition que s'installe une collaboration plus franche et réaliste entre tous.

Relativement au privé

Une certaine privatisation de la médecine est-elle compatible avec une médecine gratuite de qualité, accessible à tous ? Au Québec, on ne cesse de brandir le spectre mercantile et honteux du privé. Il semble qu'on ne fasse pas la distinction entre une participation accrue de l'initiative privée dans la production de services destinés à répondre de façon plus satisfaisante et efficace à la demande (le partenariat public-privé) et des soins complètement privés créant une médecine pour les riches et une autre pour les pauvres. Pourtant, il est simplement question de mettre à contribution, dans un cadre acceptable, le secteur privé avec ses capitaux, son offre de services, sa capacité d'innovation et sa bureaucratie réduite. Comme l'explique Alain Dubuc dans *La Presse,* « Les changements n'auraient pas pour effet de privatiser la santé, mais plutôt d'élargir, d'une façon graduelle et contrôlée, une pratique privée qui peut jouer un rôle d'appoint dans un système qui restera très largement public et encadré par l'État. De la même façon, cela ne ferait pas basculer le Québec dans la médecine à deux vitesses. Ce concept, qui sert d'épouvantail, est ridicule, en ce sens que la vitesse unique n'a jamais existé. »

Dans son rapport sur la réorganisation et la gestion des services médicaux de janvier 2003, le Collège des médecins du Québec rapporte à nouveau qu'il croit à un partenariat public-privé, qui fait place davantage à la production et à la gestion de services privés conventionnés, de manière à réaliser des gains d'efficacité et d'efficience et qu'il importe de faire cette place au secteur privé, à l'intérieur de balises qui éviteront la sélection de la clientèle et qui définiront les comptes à rendre aux autorités gouvernementales et à la population en regard des budgets qui leur seront alloués.

Selon le Collège, une privatisation active et partielle de la production des services à l'intérieur d'un financement public est essentielle pour assouplir le système et créer une nouvelle dynamique où les gens plus près du terrain se sentiront imputables, auront le sentiment de mieux maîtriser leurs activités et « leur » système de services. Dans la situation actuelle, personne ne semble responsable. Les médecins disent que ça relève de l'administration, les directeurs généraux des régies régionales ; les régies régionales annoncent qu'elles n'ont pas d'argent et qu'il faut voir avec le gouvernement et ce dernier montre du doigt le gouvernement fédéral. Il est important que cette mentalité change, car la qualité des soins offerts se détériore rapidement. Des ressources privées peuvent produire des services qu'elles gèrent à contrat avec une instance parapublique, et ce, dans un système public, pour le bien de tous.

L'Organisation mondiale de la santé considère que la France possède un des meilleurs systèmes de santé du monde avec des dépenses inférieures proportionnellement à celles du Canada. Ce pays a un régime public et universel souple (les médecins peuvent pratiquer au public et au privé), il y a présence d'un ticket modérateur et le privé, en complément au public, est non seulement accepté mais encouragé.

Le partenariat public-privé n'a pas à faire peur. D'ailleurs, au Québec, il existe depuis plusieurs années déjà. En effet, peu de gens savent que depuis 1977, des centres de soins de longue durée privés conventionnés fonctionnent à contrat avec le gouvernement. Ces centres respectent les mêmes conventions collectives que les centres publics, les mêmes normes de qualité et doivent offrir les mêmes services que les centres publics. Ce genre de partenariat public-privé répond aux besoins, épargne des coûts d'immobilisation et d'entretien d'immeubles et ne dévie pas vers une médecine à deux vitesses. Ces établissements accueillent 7 000 bénéficiaires, soit presque 20 % de la capacité d'hébergement de longue durée au Québec. Le professeur Jacques Fortin, de l'UQAM, a expliqué que si on convertissait tous les centres d'accueil en centres privés conventionnés, on épargnerait 150 millions de dollars par année.

Les gestionnaires des établissements privés conventionnés sont réputés pour leur capacité de gestion et ils ont démontré, depuis trois décennies, leur capacité d'entrepreneurship à l'intérieur du cadre législatif du réseau et des conventions collectives. En effet, le privé conventionné est un modèle hybride (au sens d'une gestion privée de services publics avec un budget clinique à but non lucratif et un budget de fonctionnement à but lucratif), avec tout ce que cela implique d'obligations pour l'entrepreneur de se conformer aux lois, règlements, décrets et conventions collectives. Contrairement au budget qui prévaut dans les établissements publics, la base du contrat des établissements privés conventionnés comprend les particularités suivantes : la composante clinique qui compte pour environ 55 % du budget ne permet pas aux propriétaires de dégager des surplus (composante à but non lucratif). Cette composante comprend les dépenses salariales du personnel des soins infirmiers et d'assistance ainsi que les services spécialisés. La part restante du budget est appelée composante de fonctionnement. Elle sert à payer les autres dépenses, soit celles des équipements cliniques, les dépenses salariales et non salariales des services alimentaires, d'entretien ménager, de maintenance, de buanderie, de sécurité et d'administration, dont les salaires du personnel cadre. Les propriétaires peuvent faire des profits à partir de cette composante (but lucratif). Toutefois, ils ne peuvent faire de déficit sans compromettre la survie de l'établissement. Comme une entreprise privée, ils sont redevables à leurs actionnaires et à leurs bailleurs de fonds s'ils ont des problèmes financiers et non au gouvernement. De plus, ils paient des impôts et des taxes. En résumé, ce sont des entreprises privées qui offrent un service public dont les règles sont définies par contrat. La Commission de la santé et de la sécurité du travail (CSST) travaille aussi à contrat depuis des années avec des cliniques privées de physiothérapie.

L'industrie pharmaceutique travaillant en partenariat avec le secteur public est une autre possibilité. Les projets Prisme d'éducation aux malades organisés par GlaxoSmithKline en collaboration avec les médecins et infirmiers du réseau de la santé en sont un exemple. Trois projets sont actuellement en marche, soit pour l'asthme, le diabète et les maladies pulmonaires obstructives chroniques. Les trois projets ont permis non seulement d'offrir un meilleur service aux patients à domicile, mais aussi de mieux utiliser les médicaments et de diminuer les hospitalisations et les admissions à l'urgence, ce qui a créé des économies.

Plus récemment, la première coopérative-santé a ouvert ses portes à Saint-Étienne-des-Grès, près de Shawinigan. Cette petite municipalité avait perdu son unique médecin, décédé il y a quelques années, et se retrouvait sans aucun service, malgré ses nombreuses invitations aux médecins à venir exercer dans la région. En collaboration avec la Caisse populaire, une coop-santé a été formée. Comme dans toutes les coopératives, les habitants ont payé un montant pour devenir sociétaires et l'ensemble des membres bénéficie des services offerts par l'organisme. Le mouvement a débuté il y a de nombreuses années dans le milieu agricole, lorsque des fermiers se sont cotisés pour acheter des instruments aratoires qu'ils se prêtaient les uns aux autres. Plusieurs pays d'Amérique du Sud ont emprunté avec succès cette voie dans plusieurs domaines. Quand ça va mal, pourquoi ne pas faire confiance aux citoyens et ne pas les laisser développer des partenariats public-citoyens, comme à Saint-Étienne-des-Grès ? L'argent de la coopérative y a servi à construire une clinique moderne qui répond aux besoins de la population. La clinique a attiré de jeunes médecins et elle offre maintenant plusieurs autres services, à un point tel qu'un agrandissement est prévu et qu'elle dessert maintenant près de 20 000 personnes, incluant les patients des municipalités avoisinantes. Ingénieux, efficace et coûts diminués pour le système public. Chapeau ! Bravo à cette belle initiative. Quand on veut, on peut.

Poussons le raisonnement plus loin et posons-nous la question : « Et si les hôpitaux nous appartenaient ? » En prenant comme point de départ les principes établis par le gouvernement pour les centres privés conventionnés, essayons d'établir un scénario pour la gestion de certains centres hospitaliers de courte durée.

Un scénario

Dans une entreprise privée conventionnée, les médecins et les employés d'un centre hospitalier formeraient un consortium et deviendraient des partenaires d'affaires dans la gestion de leur hôpital, tout en étant soumis aux règles actuelles des établissements privés conventionnés. Les profits générés serviraient à améliorer les services cliniques et les conditions de travail du personnel. En cas de problèmes financiers, le consortium serait redevable à la population et aux bailleurs de fonds, et non au gouvernement.

Quels seraient les avantages de ce partenariat? Selon ce scénario, tous les employés du centre hospitalier se responsabiliseraient; ils deviendraient partie prenante de la gestion de leur hôpital et feraient en sorte que l'organisation fonctionne le mieux possible, tant du point de vue des soins que sur le plan de l'administration.

Ce partenariat redonnerait à tous les employés du système de santé un sentiment d'appartenance à leur institution et le désir de rendre les meilleurs services possible, au coût le plus bas. Leur initiative et leur travail seraient récompensés financièrement et par l'amélioration de leurs conditions de travail, mais aussi socialement, par la publicité positive qui en résulterait dans la population. Ajoutons à cela la création d'une fondation hospitalière, dont le mandat serait de recueillir des fonds supplémentaires pour améliorer certains services, pour acheter des appareils et pour sensibiliser le monde des affaires et la population aux besoins du centre hospitalier en plus d'impliquer toute la population dans la vie de leur établissement.

De telles propositions sont porteuses d'espoirs tant sur le plan clinique qu'au point de vue financier. Elle vise à remettre dans les mains de la population les moyens d'améliorer la qualité des soins, de résorber les déficits et d'intégrer davantage les administrateurs, les médecins, le personnel hospitalier et les gens d'affaires d'une région dans la gestion de leur centre hospitalier, partie intégrante du patrimoine régional.

Avec l'arrivée du nouveau millénaire, il faut oser sortir des paramètres actuels de gestion et optimiser le rendement des impôts payés. Quelques projets pilotes seraient sûrement les bienvenus à ce sujet, principalement dans les régions dynamiques dont la population s'élève à environ 80 000 habitants. Le Champlain Valley Hospital Center à Plattsburgh (New York) ressemble en bonne partie à ce modèle et donne des résultats plus qu'intéressants. Les plus vieux d'entre nous se souviennent de l'Hôpital Bellechasse, propriété de Lavalin, qui a dû cesser ses activités dans les années 1970 lors de la fermeture des hôpitaux de quartier. L'Hôpital Bellechasse était reconnu pour fournir les soins aux coûts les plus bas et obtenir un taux de satisfaction chez sa clientèle nettement supérieur à celui de plusieurs grands centres, sans oublier la satisfaction au travail des employés.

À Toronto, une unité de soins a été complètement payée par une multinationale qui hospitalise, au besoin, ses employés venant de tous les coins du pays, en plus des patients habituels. Les profits générés par cette opération servent à améliorer les services dans tout le reste de l'hôpital. Qu'attendons-nous pour faire la même chose?

À Montréal, une unité de recherche sur les maladies infectieuses a été complètement subventionnée par une multinationale qui y envoie pour traitement ses employés travaillant dans plusieurs pays et susceptibles de développer de telles maladies, en plus de traiter les patients du secteur.

Quand je travaillais à l'Hôpital Louis-H. Lafontaine, le vice-président d'une importante entreprise était venu de Toronto pour m'offrir de financer complètement et avec profit une unité de l'hôpital qui avait été fermée un an auparavant. En plus de tout payer, il nous demandait seulement de garder quelques lits pour traiter les cadres de l'entreprise qui devraient être hospitalisés pour dépression ou d'autres problèmes de maladie mentale. Malgré l'ampleur des coûts et la possibilité pour l'hôpital de traiter d'autres patients que ses employés, l'homme prétendait que cette façon de faire était moins onéreuse que d'envoyer les employés se faire discrètement traiter aux États-Unis, compte tenu des frais de transport et des coûts beaucoup plus élevés dans les hôpitaux américains. L'administration a refusé l'offre par crainte d'être critiquée par la régie régionale et le ministère. Quand on pense petit, on reste petit.

Qu'est-ce qu'on attend pour ouvrir des cliniques de bilan de santé pour les gens d'affaires dans nos hôpitaux, le samedi, et rentabiliser ces cliniques pour le centre hospitalier? Les cliniques privées pour les « exécutifs » se plaignent-elles d'un manque à gagner? Des gens d'affaires ont fait cette offre à un hôpital de Montréal, offre qui fut aussi refusée sous prétexte que les patients doivent tous être traités également. En plus de dégager du temps pour les patients durant la semaine, l'opération était financièrement rentable pour l'hôpital. Devant ce refus, un homme d'affaires s'est mis à donner des plumes Mont Blanc à toutes les personnes qu'il rencontrait: téléphoniste, secrétaire, etc. Avait-il son rendez-vous au jour et à l'heure qui lui convenaient? Vous devinez la réponse. La médecine à deux vitesses existe-t-elle? Sans aucun doute, mais elle ne nous rapporte absolument rien.

Pourquoi ne pas établir un partenariat public-privé pour certains services non médicaux comme la buanderie ou l'entretien ménager? Combien d'examens, demandant une technologie de pointe, pourraient être faits, par contrat, dans des cliniques médicales affiliées à des centres hospitaliers en radiologie et en physiatrie, par exemple? Pourquoi les laboratoires d'hôpitaux ne pourraient-ils pas vendre des services au privé en dehors des heures d'ouverture au lieu de laisser dormir une instrumentation très dispendieuse? Pourquoi ne pas opérer des patients venus du privé ou américains le soir ou la nuit puisque des salles d'opération sont fermées 16 heures par jour, ce qui permettrait de réaliser des profits et de les réinjecter dans le centre hospitalier pour l'ensemble des patients?

Toutes ces propositions sont conformes aux conclusions du rapport Arpin sur la complémentarité du secteur privé dans le système de santé et à deux des recommandations de la Commission d'étude sur les services de santé et les services sociaux (commission Clair). Nous devons continuer de développer un accès universel aux services de soins de santé de base, mais financés par une variété de sources, publiques et privées. Si l'on accepte le principe d'un secteur privé dans le domaine de l'éducation et du secteur public dans le domaine de la justice, avec l'aide juridique, pourquoi en irait-il autrement dans le domaine de la santé? Dans un éditorial de *L'actualité*, Jean Paré rapportait «que la médecine privée arrivera à la rescousse par la porte d'en arrière, si non par celle d'en avant. L'argent que la classe moyenne est prête à consacrer à la survie ira dans les systèmes parallèles privés, ici ou à l'étranger, si on l'empêche d'aller dans le système commun. Nous pourrons choisir de créer du " know how" technique et de l'emploi de haut niveau chez nous... ou d'enrichir nos voisins. »

Dans la situation présente, il devient important d'actualiser, le plus tôt possible, à tout le moins un partenariat public-privé. À cet effet, dans son livre *Des idées pour le Québec*, l'économiste A. Bonnin conclut qu'une certaine privatisation est compatible avec une médecine gratuite de qualité et accessible à tous les citoyens. De son côté, l'économiste Jean-Luc Migué, dans *Étatisme et déclin du Québec*, rapporte que l'expérience confirme que la concurrence de deux régimes parallèles privé et public profite à tout le monde, pas seulement aux riches, et qu'environ 15 % de la population délaisserait le service public en faveur du privé. Selon lui, l'effet principal de ce système est de libérer les ressources publiques en place par l'addition d'une capacité privée supplémentaire. Dans tous les pays sociaux-démocrates comme le nôtre, le partenariat public-privé existe depuis de nombreuses années. Pourquoi devons-nous être plus catholiques que le pape? Et en avons-nous les moyens?

La santé est un droit en vertu de nos chartes et non un vulgaire objet de consommation comme aux États-Unis. L'État a donc le devoir impératif de s'assurer que tous les citoyens et citoyennes ont un accès équitable à la santé et ne peut autoriser le développement sauvage d'un réseau privé, au mépris des plus démunis. Toutefois, il est possible de développer un système où le public et le privé trouveront chacun leur compte, sous la supervision de l'État. C'est probablement même souhaitable à moyen terme, car l'État doit utiliser ses ressources limitées pour stimuler l'économie et la création d'emplois afin de vaincre la pauvreté et la dépendance, sources principales de la maladie sous toutes ses formes. Il n'est plus possible d'offrir des soins, des services et des technologies des années 2000 au tarif des années 1980. Les politiciens auront-ils le courage politique de le dire et la population aura-t-elle envie de le reconnaître? Ne nous leurrons pas, il faudra payer davantage pour obtenir davantage.

Mettons les choses au clair. Dans ses différents documents, le Collège des médecins du Québec est en faveur des principes actuels de la *Loi canadienne sur la santé*, dont celui qui prône le financement public des services médicaux. Il croit toutefois que les gouvernements eux-mêmes ne respectent pas le principe de l'accessibilité; à preuve, les longues listes d'attente, les fermetures de lits et les temps opératoires réduits, notamment. Bien sûr, le Collège prône d'abord un financement public des services médicaux, ce qui ne veut pas dire qu'on ne peut pas inventer, qu'on ne peut pas sortir des paramètres actuels de gestion et qu'on ne peut pas optimiser les sommes investies. Onéreux, inefficace, bureaucratique, impersonnel, inaccessible et surchargé sont des mots qui ne devraient pas être associés au système de santé et qui devraient être remplacés par les termes innovation, initiative, efficacité et efficience. Le système a besoin d'oxygène, d'entrepreneurship et d'audace. Il est grand temps de se réveiller. En ce sens, toutes les nouvelles propositions d'amélioration de notre système de santé méritent non seulement qu'on s'y attarde, mais qu'on les mette en place le plus rapidement possible. Il en va de la qualité des soins offerts à la population et de l'héritage que nous laisserons à nos enfants.

Enfin, quelques mots sur les assurances privées, autre sujet de tergiversations depuis le jugement de la Cour suprême dans l'affaire Chaoulli qui ouvre la porte à ce type d'assurances. Serait-il pertinent de profiter de ces ressources financières additionnelles que pourrait amener l'existence d'assurances privées, comme c'est le cas aux Pays-Bas, en Belgique, aux États-Unis, en Autriche, en Allemagne, en Suède, en Finlande, en Italie, en Nouvelle-Zélande, en Australie, en France, en Irlande et au Royaume-Uni? Si ces assurances supplémentaires existent dans tous ces pays, dont plusieurs ressemblent au nôtre, ne pourrions-nous pas, nous aussi, y trouver notre compte? Ainsi, tout en restant assurés auprès de la Régie de l'assurance-maladie du Québec (RAMQ) et tout en ayant accès au réseau public de santé, certains pourraient payer davantage pour avoir la possibilité de se faire traiter dans un système privé parallèle, sans que des fonds publics ne soient engagés pour couvrir les soins.

Au Québec, seule l'assurance complémentaire est présente. Plusieurs travailleurs possèdent ce type d'assurances qui couvre les services non assurés par l'État, comme les médicaments, les soins dentaires, les chambres privées, etc. Sans contrevenir à la *Loi canadienne sur la santé*, ce qu'on appelle des assurances duplicatives pourraient être disponibles. Ces assurances seraient un moyen d'augmenter les ressources globales consacrées à la santé et possiblement de diminuer les listes d'attente. Une étude de l'OCDE confirme que, généralement, plus les ressources (publiques et privées) sont importantes, moins il y a de listes d'attente. Il pourrait même être envisageable que la RAMQ réfère des patients au secteur privé au lieu de les envoyer aux États-Unis, comme cela est arrivé à quelques reprises.

L'existence d'un secteur privé de soins est susceptible de profiter non seulement aux assurés privés, mais aussi à la RAMQ et aux assurés publics. Cela mènerait-il à un dépérissement du secteur public? Non, car les dépenses publiques de santé ont continué d'augmenter dans les pays où un secteur privé parallèle s'est développé. Sans assurances privées, seuls les très riches Québécois (et ils sont peu nombreux) peuvent obtenir des soins auprès d'établissements privés, la plupart du temps à l'extérieur du Canada. Le jugement de la Cour suprême ouvre la voie à l'émergence d'assurances privées non seulement pour la classe riche, mais aussi, plus important, pour la classe moyenne qui majoritairement fait vivre l'État. Moyennant une prime, ces soins pourraient devenir accessibles ici même au Québec et à une partie plus large de la population, ce dont bénéficieraient directement et indirectement l'ensemble des Québécois.

Finalement, l'argument selon lequel de nombreux médecins délaisseraient le système public pour le privé ne tient pas. Si la majorité des médecins québécois quittaient le système public, ils feraient faillite en moins d'une année, faute de clients. Il faut dire aussi que les jeunes médecins n'ont pas le sens de l'entrepreneurship de leurs aînés et, quoiqu'ils soient moins bien payés que dans les autres provinces canadiennes, ils sont beaucoup plus partisans d'une médecine d'État que d'une médecine privée.

Relativement à l'organisation des soins

En plus d'améliorer le financement, il faut modifier le système de l'intérieur et viser à une meilleure organisation des services médicaux. Le Collège des médecins du Québec affirme que nos dirigeants doivent, de toute urgence, prendre les décisions et les mesures qui s'imposent en matière de réorganisation et de gestion des services de santé. Il faut réagir rapidement pour faire mieux, différemment et selon nos moyens. Mais quelles décisions prendre pour assurer une meilleure gestion clinique, administrative et financière et quelles sont les conditions qui entourent ces prises de décisions? Le Collège a voulu répondre à ces questions en profitant de l'éclairage d'un certain nombre d'organismes en santé.

Le Collège croit qu'afin de garantir un accès équitable à des soins médicaux de qualité, tant en première ligne que dans les centres hospitaliers, il faut regrouper des services et des ressources; on ne peut plus avoir tout, partout.

Les soins de première ligne : l'accessibilité au médecin de famille

Le Collège des médecins croit depuis toujours que l'accessibilité aux services médicaux passe d'abord et avant tout par le lien privilégié qui unit un citoyen et une équipe de médecins de famille, dans des cliniques assurant la prise en charge et le suivi, surtout des clientèles les plus vulnérables. Sans tomber dans des modalités discutables, le Collège retient que les groupes de médecine de famille (GMF) semblent présenter des atouts dans ce domaine. La disponibilité d'un personnel compétent et de bons outils d'aide à la décision clinique, en plus du soutien d'un CLSC, semblent une voie prometteuse pour franchir un passage obligé : celui de la réorganisation de la première ligne. Pour que les GMF puissent prendre forme correctement dans plusieurs régions et dans les meilleurs délais, afin de créer un réseau intégré et efficace, le Collège croit que les départements régionaux de médecine générale (DRMG) doivent coordonner toutes les activités entourant les soins médicaux de première ligne.

Dans son document publié en 2003, le Collège rappelle qu'il s'associait d'abord au ministre de la Santé et des Services sociaux, Rémy Trudel, pour annoncer le lancement des 15 premiers GMF. Plus tard, François Legault, accompagné du premier ministre, Bernard Landry, accréditait les six premiers GMF au cours de la campagne électorale et s'engageait à en accréditer une centaine d'autres, annonce assortie d'un budget de plusieurs millions de dollars. Aucun GMF n'était encore en marche. Il a fallu attendre le gouvernement actuel pour que le projet se concrétise. Actuellement, une centaine de GMF sont en activité dans tout le Québec. L'aide administrative et le salaire de l'infirmière qui fait partie de l'équipe sont fournis par le ministère de la Santé. Dans l'ensemble, les médecins qui œuvrent dans les GMF sont satisfaits, apprécient l'aide de l'infirmière et ont vu leurs tâches administratives diminuer. Il en résulte que la productivité a augmenté, les malades sont mieux suivis et la satisfaction de la clientèle s'est accrue. Espérons que cette heureuse initiative s'étende encore davantage.

Dans de grandes villes comme Montréal, ce sont les cliniques-réseau qui commencent à prendre forme. Contrairement à la plupart des cliniques traditionnelles, celles-ci doivent avoir suffisamment de ressources et d'équipement pour donner accès à une gamme complète de services médicaux de première ligne incluant les prélèvements sanguins, l'échographie et la radiologie. La clinique-réseau accepte d'ouvrir ses portes pour des consultations avec ou sans rendez-vous, 12 heures par jour du lundi au vendredi et 8 heures par jour la fin de semaine et les jours fériés. Ces cliniques ont aussi le mandat de faire le pont avec les différents établissements de santé de leur territoire, afin qu'un médecin soit disponible en tout temps, et d'aider les patients dits « orphelins » à se trouver un médecin de famille. Ces cliniques-réseau touchent une clientèle de 50 000 personnes, comparativement à 15 000 pour les GMF. Voilà un autre pas dans la bonne direction.

Les services médicaux hospitaliers

Le Collège croit, à l'instar de tous les organismes rencontrés, qu'il importe de préciser quelle est la population à desservir pour chacun des hôpitaux du Québec, quel que soit leur niveau – local, régional ou suprarégional. Ces décisions doivent être prises en fonction d'un paramètre essentiel : les masses critiques nécessaires pour offrir des soins médicaux de qualité. Ces masses critiques sont généralement représentées par le volume de patients à traiter et par la quantité de ressources spécialisées qui doit être réunie dans un plateau technique qu'on peut aménager, maintenir et faire évoluer. Bien qu'il faille tenir compte des considérations relatives à l'éloignement et à la dispersion de la population, la question essentielle pour le citoyen est : vaut-il mieux faire quelques kilomètres de plus pour profiter des meilleures ressources, dans le contexte actuel de pénurie ?

Du point de vue du Collège des médecins, les hôpitaux, qu'ils soient à vocation locale, régionale ou suprarégionale, doivent pouvoir compter sur des équipes stables et des équipements qui répondent à de hauts standards, tout en offrant des services pendant un nombre convenable d'heures. Puisque « la maladie ne prend pas de vacances », le Collège ne comprend pas pourquoi on se plaint des listes d'attente trop longues, alors qu'on restreint l'accès aux salles d'opération. Pourquoi former des chirurgiens

qui ne peuvent opérer qu'une journée par semaine ? Avant d'a-
cheter d'autres équipements, pourquoi ne pas utiliser au maxi-
mum ceux que nous avons et faire en sorte que les chirurgiens,
par exemple, puissent opérer leurs patients promptement ?

De plus, le Collège est d'avis qu'il faut contrer le saupoudrage
des ressources, de plus en plus rares. Il croit également qu'avec
un peu de formation additionnelle, les internistes pourraient
rendre de meilleurs services dans certaines technologies de base
et que les chirurgiens généraux devraient être en mesure de faire
des césariennes et de l'orthopédie légère en régions éloignées.
Il est temps que certains médecins spécialistes apprennent à
partager certains actes entre eux ! Évidemment, de meilleures
conditions d'exercice de la médecine seraient aussi de nature
à créer des milieux professionnels plus stimulants, susceptibles
de réduire l'exode des médecins, voire de favoriser le retour de
ceux qui exercent hors du Québec.

L'urgence et la télémédecine

On ne peut passer sous silence les unités d'urgence. Dans quelques régions, certaines d'entre elles, à proximité l'une de l'autre,
exigent une importante contribution de médecins dépanneurs
bien qu'elles reçoivent très peu de patients la nuit. En période
de pénurie du personnel médical et paramédical, n'y a-t-il pas
lieu de s'interroger sur l'efficacité de ces unités et sur leur ren-
tabilité ? Pourquoi ne pas rentabiliser la main-d'œuvre en la
dirigeant plutôt vers les urgences des hôpitaux les mieux struc-
turées de la région ?

Par ailleurs, la télémédecine, c'est-à-dire la consultation et parfois
le traitement à distance au moyen de la télévision en circuit
fermé, ne connaît pas l'essor qu'on devrait lui réserver compte
tenu de la grandeur de notre territoire. Des consultations à
distance, à meilleur coût et de très bonne qualité, éviteraient le

déplacement de patients et de spécialistes « itinérants ». Loin de contrevenir à l'installation de médecins en permanence dans les régions, cette technologie a, au contraire, le potentiel de soutenir nos collègues qui ont choisi la pratique en région. Grâce à des gens comme le Dr Cloutier de Québec, notre province a été une pionnière dans le développement de la télémédecine. Comme il l'expliquait en entrevue, en cardiologie pédiatrique, il n'y avait que 16 spécialistes, concentrés à Québec et à Montréal. Les urgences surgissaient de partout dans les régions éloignées. Puisqu'il était difficile de déplacer le médecin vers le patient, la solution évidente était la télémédecine. Cette dernière est un outil important d'amélioration de la qualité des soins offerts dans les régions parce qu'elle favorise l'accès à des ressources spécialisées ou ultraspécialisées.

En résumé, il nous faut orienter les patients vers les centres offrant les meilleurs coûts pour le type de soins à effectuer. Selon cette hypothèse, des soins primaires, de base, seront donnés à domicile, dans les CLSC, dans les cabinets privés et les groupes de médecins de famille et dans les centres d'hébergement. Les soins secondaires, plus demandants, seront donnés dans certaines cliniques médicales spécialisées et dans les CLSC quand c'est possible et les hôpitaux locaux. Quant aux soins tertiaires, les plus spécialisés, comme les interventions cardiaques, on les trouvera dans les grands hôpitaux régionaux et universitaires. Au cours des cinq dernières années, le Collège des médecins du Québec a proposé de nombreuses solutions au ministère de la Santé sur l'organisation des soins : mise sur pied de groupes de médecins de famille, rationalisation des services, soutien informatique pour les médecins et les pharmaciens, corridor de services entre les hôpitaux, création de cliniques médicales affiliées pour les médecins spécialistes, création d'équipes minimales (quatre médecins) pour les spécialités de base en région afin de ne pas épuiser l'unique spécialiste en place, développement de la télémédecine, et j'en passe. Toutes ces mesures aideraient à diminuer l'effet nocif de la pénurie de médecins et d'autres professionnels de la santé et à donner de meilleurs services à la population.

Enfin, il ne faut pas oublier ce que j'appelle le « Partenariat médico-administratif ». Le management des années 2000 prône une gestion basée sur le travail d'équipe, davantage d'initiative laissée au travailleur, un entraînement multidimensionnel, des structures hiérarchiques minimales et une augmentation de la productivité. Le système public doit donc se prendre en main, modifier ses comportements, s'organiser de façon efficace et s'ouvrir au partenariat médico-administratif, proche des gens du terrain. Il faut travailler en convergence et non en parallèle, développer le leadership, bref être « en avant de la parade ». Tous ces éléments demandent une étroite collaboration entre les soignants et l'administration, qu'elle soit hospitalière, régionale ou gouvernementale. Le système de santé doit par conséquent s'adapter au management des années 2000, répondre aux besoins de la population et trouver de nouveaux mécanismes pour améliorer le dialogue, modifier les priorités et imposer l'imputabilité.

Relativement à la politique

Dans son rapport sur la réorganisation et la gestion des services médicaux, le Collège des médecins déclare que, pour prendre ces difficiles décisions, il faut libérer la gestion du système des petites influences politiques à courte vue ; plus simplement, il faut dépolitiser la gestion des services médicaux. Somme toute, les gouvernements doivent établir des politiques de santé et arrêter de faire de la politique avec la santé. Voilà pourquoi, il y a cinq ans, j'ai suggéré de créer « l'Hydro-Santé ». Cette idée m'est venue lors d'une rencontre avec le PDG d'Hydro-Québec d'alors, André Caillé. Celui-ci me faisait remarquer que, comme

Hydro-Québec, le système de santé devait fournir des services jour et nuit, 365 jours par année, et faire face aux nombreuses crises de verglas que sont les engorgements dans les urgences, principalement en hiver. Par contre, en santé, les gestionnaires gèrent des dépenses, alors que l'entreprise d'État génère des revenus, ce qui lui permet de croître. En santé, pour croître, il faut sabrer dans les dépenses.

L'Hydro-Santé serait formée de gestionnaires nommés et non élus qui géreraient la «santé» et non des «compressions». Bien sûr, il ne s'agit pas de créer une société d'État aussi grosse qu'Hydro-Québec, mais de faire en sorte que les décisions d'organisation soient prises par des gens indépendants de la politique.

En énonçant ce concept, je ne rêvais pas en couleur. Je savais bien que les politiciens n'accepteraient jamais de céder 40 % d'un budget avec lequel ils gagnent leurs élections, autant au provincial qu'au fédéral. En fait, il ne s'agit pas de céder un budget, mais plutôt de le faire administrer par un organisme parapublic, sans lien avec la politique, comme cela se fait dans bien d'autres domaines reliés à l'État, telles l'assurance-automobile, la santé et la sécurité au travail ou l'énergie électrique. Mon but était, et est toujours, d'inciter à la réflexion sur d'autres façons d'agir et de faire cheminer les choses. En continuant à pousser de la sorte, je serais heureux si le gouvernement arrivait au moins à appliquer la 31e recommandation de la Commission d'étude sur les services de santé et les services sociaux (commission Clair) et que tout le monde a oubliée, surtout les politiciens :

«Que le gouvernement confie à un groupe de travail le mandat de le conseiller sur diverses options, notamment, le renouvellement du Ministère, la création d'une agence nationale et toute autre proposition visant à adapter la gouverne nationale aux défis de l'avenir ;

Que ce groupe de travail soit composé d'administrateurs publics reconnus, de gestionnaires expérimentés du monde des affaires, de professionnels de la santé et de citoyens. »

Recommandations aux médecins

Depuis l'arrivée de l'assurance-maladie, dans les années 1970, les médecins se sont cantonnés dans des tâches cliniques ou dans des activités médico-administratives qui relèvent de la bureaucratie, du fonctionnariat ou de la technocratie. Comme ils étaient dorénavant assurés d'être payés, ils ont cessé leur contribution sociale dans les œuvres philanthropiques ou les clubs sociaux de toutes sortes. Ils ont négligé leurs relations publiques en se confinant dans leurs bureaux au lieu de s'affirmer publiquement et de participer à l'éducation populaire. Ils ont mis de côté leurs relations avec le monde des affaires, qui aurait pu inspirer leur leadership et les assurer de partenaires sérieux et crédibles dans la défense des intérêts de la population. Il n'est donc pas étonnant qu'après 30 ans, les médecins soient en quelque sorte effacés de la carte sociopolitique et se retrouvent dans une profession quasi sans pouvoir. Aussi faut-il que les médecins modifient leurs comportements et cessent de s'isoler dans leurs bureaux. Les soins de santé appartiennent maintenant à un système complexe auquel ils doivent participer, qui doit sans cesse s'adapter et dont l'avenir est imprévisible.

Pour revaloriser le rôle du médecin, celui d'un professionnel ayant une relation privilégiée avec ses patients et d'un partenaire actif dans l'organisation des services de santé, il faut revenir à une médecine humaine et empathique. Pour ce faire, les médecins doivent réhabiliter la profession de médecin de famille, inciter les universités à offrir une meilleure formation en médecine, participer à l'interdisciplinarité et s'impliquer davantage dans la société.

Réhabiliter le médecin de famille

Avant tout, il faut réimplanter le bon vieux concept du médecin de famille, « la personne pivot » dans le système, et donc revaloriser le rôle du médecin omnipraticien, accroître sa compétence et le former à la philosophie des soins globaux. La responsabilité particulière de l'omnipraticien porte sur la continuité des soins et sur leur globalité, ce qui nécessite son insertion dans la communauté. Il est le médecin de la communauté, donc responsable de l'organisation générale des soins médicaux. Après avoir relégué les médecins omnipraticiens au second rang au profit des spécialistes ces vingt dernières années, on revient à l'idée que le « bon vieux médecin de famille » est encore celui qui est le plus proche du patient. L'importance de la relation thérapeutique et, au besoin, d'une meilleure formation clinique plutôt que technique refait surface.

Je connais un médecin que je respecte énormément. En plus d'être un excellent clinicien, il sait développer une relation humaine avec ses malades et est toujours prêt à les réconforter ou à les soutenir au besoin. J'ai même eu connaissance du fait qu'il visitait ses patients hospitalisés simplement pour les saluer et les réconforter. Un patient devenu récalcitrant lors de son hospitalisation a changé son comportement radicalement après sa visite et, par la suite, a très bien collaboré au traitement. On trouve hélas trop peu de ce genre de médecins que j'appelle les missionnaires de la médecine, qui savent allier l'art et la science et qui obtiennent des résultats thérapeutiques étonnants. Il en existe encore qui ne travaillent pas uniquement pour l'argent, mais se soucient du travail bien fait.

Cet exemple illustre bien les quatre caractéristiques qui, me semble-t-il, font un bon médecin : prendre son temps avec les patients, démontrer de la sympathie ou du moins de l'empathie, donner des explications et des conseils aux malades et adapter sa personnalité à sa clientèle. Voyons chacun de ces éléments du point de vue du patient.

Prendre son temps avec les patients

Combien de fois ai-je entendu : « Je n'étais pas sitôt entré dans le bureau du médecin que j'en ressortais avec une liste d'examens de laboratoire à effectuer et une ordonnance. » Votre médecin prend-il le temps de vous accueillir quand vous entrez dans son bureau? En d'autres mots, est-il au moins poli avec vous? Prend-il le temps de vous questionner en détail sur les symptômes que vous présentez et sur les circonstances dans lesquelles ils sont apparus? À votre première visite, il doit savoir qui vous êtes, ce que vous faites et comment vous réagissez aux problèmes. Note-t-il ces remarques dans un dossier? Vous pose-t-il d'autres questions qui ne sont pas nécessairement reliées aux symptômes que vous présentez, par exemple, sur votre sommeil, votre alimentation, votre vie émotive ou vos loisirs? Vous fait-il un examen physique très succinct ou prend-il la peine d'ausculter votre cœur et vos poumons, de prendre votre pression artérielle, d'examiner votre abdomen et vos membres? Bref, vous donne-t-il l'impression qu'il a du temps à vous accorder? Si vous répondez par l'affirmative à toutes ces questions, vous êtes sûrement entre les mains d'un médecin consciencieux.

Démontrer de la sympathie ou du moins de l'empathie

On définit la sympathie comme un sentiment chaleureux et spontané qu'une personne éprouve pour une autre, alors que l'empathie est la participation consciente ou non à l'action d'autrui. Autrement dit, l'empathie ressemble à de la politesse active. En fonction de ces définitions, vous pouvez, en tant que patient, vous poser les questions suivantes : Votre médecin semble-t-il sincère envers vous ? Est-il affable ? Est-il chaleureux quand vous le rencontrez ou est-il froid et distant ? Vous sentez-vous à l'aise lorsque vous communiquez avec lui ? Vous sentez-vous en confiance lorsque vous lui parlez de vos problèmes personnels ? Avez-vous l'impression qu'il vous perçoit comme une personne sensible et intelligente ? Voilà en bref certaines questions clés permettant à tout patient de savoir s'il a affaire à un praticien humain et compréhensif. La médecine demeure probablement la seule profession qui exige autant de tact, de sensibilité et d'intuition en plus de vastes connaissances sur le plan scientifique. Il existe encore trop de témoignages de patients qui considèrent leur médecin comme un être inaccessible et trop de médecins qui ont peu de considération pour leurs malades.

Donner des explications et des conseils au malade

Une dame m'a récemment raconté que son médecin lui avait déclaré qu'elle était prédiabétique et qu'en conséquence elle devait suivre un régime. Cette déclaration l'a rendue extrêmement anxieuse parce que, selon elle, son médecin lui cachait quelque chose. Elle pensait qu'éventuellement il lui faudrait se donner des injections d'insuline et qu'à long terme, on lui amputerait un membre à cause du diabète. Cette anecdote révèle un manque de communication entre le médecin et sa patiente et me rappelle, encore une fois, que les médecins ont un vocabulaire hermétique et inadapté au commun des mortels. Donc, un bon médecin doit aussi être un bon vulgarisateur. Il doit vous expliquer les choses clairement et décrire votre problème en termes simples en vous expliquant à quelles complications vous vous exposez éventuellement si vous ne suivez pas ses conseils. Le médecin doit s'assurer que vous avez bien compris votre état, que vous savez ce qu'il faut faire et ne pas faire, que vous collaborerez au traitement afin de vous éviter toute anxiété inutile.

Adapter sa personnalité à la clientèle

Un vieux médecin m'a déjà dit : « Je ne peux pas bien traiter un malade si je ne l'aime pas. Cela arrive rarement, mais, dans ce cas, je le réfère à un collègue qui n'a pas mon problème. » Il y a dans cet énoncé de la sagesse et un respect profond de la relation thérapeutique. Dès le début de mon entraînement en psychiatrie, je me suis vite rendu compte qu'il m'était difficile de faire de la psychothérapie avec des hystériques. Je devenais facilement agressif avec ce genre de patientes et quand je travaillais avec un couple en thérapie, j'avais trop souvent tendance à prendre parti pour le conjoint. Mon patron de l'époque m'avait conseillé de comprendre mon problème, qu'on appelle le contre-transfert dans nos « grands termes ». Je lui ai répondu que je n'étais pas là pour régler mon problème mais celui des patients, et j'ai décidé, à partir de ce moment-là, de ne plus traiter de patientes hysté- riques. Une chose est certaine, je ne les aidais pas et je ne me sentais pas à l'aise avec ce type de malades.

À partir de ces constatations, je crois que plusieurs médecins , de façon inconsciente, font en sorte que la plus grande partie de leur clientèle soit composée de personnes ayant certaines affinités avec eux. La grande majorité des patients choisissent leur médecin de façon très naturelle. Les médecins, pour leur part, optent pour une spécialité qui démontre déjà certains traits de leur person- nalité. Par exemple, les pédiatres sont, en général, des indivi- dus doux et assez timides, alors que les chirurgiens sont des personnes plus agressives et extraverties. Même en médecine générale, certains préfèrent travailler avec des personnes âgées, d'autres avec des patients souffrant d'obésité ou encore avec des malades atteints du sida. Il devient évident que, de nombreux praticiens ont une clientèle avec laquelle ils se sentent à l'aise. Par ailleurs, la publicité de bouche à oreille permet que le même genre de patients se retrouvent dans le cabinet du même médecin.

Il semble donc se faire une sélection naturelle de part et d'autre. Informez-vous auprès des membres de votre famille et de vos amis. Comment considèrent-ils leur médecin de famille ? Le croient-ils compétent et humain ? Est-il facilement accessible et disponible ? Sont-ils satisfaits de ses services ? Bref, vous recommanderaient-ils de le consulter ? Comme on peut imaginer que vous avez déjà certaines affinités avec les membres de votre famille et avec vos amis, on peut aussi supposer que s'ils sont contents du travail de leur médecin, vous avez de bonnes chances de l'être, vous aussi.

De nos jours, trouver un bon médecin peut sembler une tâche ardue compte tenu des expériences négatives rapportées par certains patients ou des scandales étalés dans les médias. On oublie trop facilement les témoignages positifs qui ne font pas les manchettes. Il n'en demeure pas moins qu'actuellement, la population est beaucoup mieux informée et les consommateurs sont en droit de rechercher le médecin qui convient à leurs attentes.

Quel est le rôle du médecin de famille ? Le Collège des médecins a publié, en février 2005, un énoncé de position dont le titre est évocateur : « Le médecin de famille : un rôle essentiel à moderniser ». Ainsi, le document précise que le rôle du médecin de famille se définit clairement, avant toute autre activité clinique, par la prise en charge et le suivi d'une clientèle déterminée afin de jouer son rôle essentiel de dispensateur, de coordonnateur et d'intégrateur des soins. Le patient considère son médecin de famille comme sa référence médicale, avec qui il établit une relation privilégiée. De son côté, le médecin priorise la relation interpersonnelle professionnelle médecin-patient. Afin qu'il puisse jouer pleinement son rôle, le médecin de famille doit être accessible, ce que facilite la pratique de groupe. Il doit avoir accès aux plateaux techniques nécessaires, aux services spécialisés et aux outils de communication les plus modernes et les plus efficaces possible permettant les échanges d'informations nécessaires aux soins de ses malades. Collectivement, les médecins de famille sont responsables de rendre les soins accessibles dans chacune de leur communauté. Chacun doit assumer sa part de prise en charge et de suivi de la clientèle, quel que soit son champ principal d'activité clinique.

Pour permettre à toute personne d'avoir un médecin de famille, de pouvoir compter sur lui et de le conserver, il faut apporter les changements suivant :

1) « réhabiliter le concept du médecin de famille polyvalent, pour prendre en charge des membres de la famille, leur offrir une gamme de soins de première ligne et faire les liens avec les autres éléments de la communauté, professionnels ou non, qui peuvent contribuer à la santé et au bien-être des familles ;

2) rendre le médecin de famille responsable de la prise en charge d'une clientèle définie et connue de lui ou du groupe dont il fait partie ; une clientèle qui lui sera fidèle, qui comptera d'abord sur ses services, puis sur ceux du groupe auquel il appartient ;

3) rendre le médecin spécialiste disponible pour servir de ressource à un groupe bien défini de médecins de famille, ce qui implique de concentrer son niveau de prise en charge de la clientèle à celui qui exige sa compétence particulière et de soutenir le médecin de famille dans son travail clinique ».

Pendant sa formation, le spécialiste doit être sensibilisé à l'importance de s'associer au médecin de famille du patient qui lui est envoyé en privilégiant la meilleure communication possible. De plus, il doit organiser sa pratique en vue d'appuyer les médecins de famille de sa communauté, notamment en réservant des accès privilégiés de consultation (par exemple en clinique externe ou à l'urgence) pour les situations urgentes ou semi-urgentes. Cette orientation, réaffirmée par le Collège des médecins du Québec, s'harmonise également à la réforme actuellement en cours du réseau de la santé et des services sociaux, basée sur l'approche populationnelle et la hiérarchisation des soins, et visant à créer des réseaux locaux de services auxquels tous les médecins, incluant ceux des cabinets privés, sont invités à participer. Le médecin de famille représente la porte d'entrée du système de santé ; il faut prendre tous les moyens pour qu'il soit non seulement accessible mais aussi bien équipé pour rendre les meilleurs services possible par l'accès aux outils d'investigation (laboratoire, imagerie, etc.), l'accès privilégié à l'expertise de médecins spécialistes et des autres professionnels de la santé de même que l'accès au soutien administratif approprié (par exemple, le secrétariat). Une fois bien organisé, le réseau de médecins de famille permettra une meilleure accessibilité aux soins et fort probablement une diminution des visites à l'urgence. À cet effet, en Israël, lors d'une grève de médecins qui dura 85 jours, le taux de mortalité de la population diminua de 50 p. 100. Quand on questionna le président de la société médicale de ce pays au sujet de cette importante diminution des décès, il répondit que les médecins n'avaient eu à s'occuper, pendant cette période, que des cas urgents et n'étaient plus embêtés par les plaintes quotidiennes des patients moins malades. Selon lui, ils avaient alors consacré le meilleur de leurs énergies aux soins des malades gravement atteints et avaient pu ainsi sauver des vies. Espérons qu'avec le développement des groupes de médecins de famille, des cliniques-réseau et des cliniques médicales affiliées, nous arriverons à de tels résultats au Québec.

Offrir une meilleure formation en médecine

Les questions sociales et le côté humain de la société m'ont toujours préoccupé. C'est pourquoi j'ai beaucoup hésité entre la médecine et le droit. J'ai choisi la médecine non pas pour son côté rémunérateur ; je voulais plutôt comprendre davantage l'être humain. Ma spécialité en psychiatrie, mon travail comme chercheur-clinicien et comme professeur à la faculté de médecine pendant plus de 20 ans, de même que mon engagement dans des organisations philanthropiques m'ont énormément appris sur différents aspects de la vie.

De nos jours, entrer en médecine est encore plus difficile qu'à mon époque : il faut des résultats scolaires quasi parfaits et passer plusieurs entrevues. Il n'est donc pas étonnant de constater que près de 80 % des étudiants sont des femmes puisqu'elles sont plus studieuses que les garçons et, nécessairement, obtiennent de meilleures notes. Mon fils me racontait que ses amis qui voulaient être médecins n'ont même pas soumis leur candidature dans les diverses facultés de médecine, assurés qu'ils étaient de ne pas être acceptés. Même si les femmes font d'excellents médecins, cette situation n'est pas sans causer des problèmes. Des spécialités exigeantes comme la chirurgie ou l'orthopédie sont bien souvent délaissées pour la dermatologie ou la psychiatrie, par exemple, deux spécialités avec des horaires plus stables. La compétition entre les étudiants est également très forte. Une amie ingénieure me disait qu'au collégial, une copine de classe lui avait demandé si elle voulait aller en médecine. Devant sa réponse négative, elle lui avait avoué candidement que, si tel avait été le cas, elle n'aurait pas pu être son amie, les deux compétitionnant pour le même objectif. Même à la faculté, la compétition continue. Une infirmière avec qui j'ai travaillé en psychiatrie a décidé de faire sa médecine après plusieurs années de pratique. Lors de la remise de son diplôme, elle me confiait qu'en première année, ses résultats au premier examen avaient été de 95 % et qu'elle s'était pourtant retrouvée parmi les dernières de la classe. Ces deux anecdotes font réfléchir. Choisit-on d'abord et avant tout des cerveaux aux dépens de personnes capables de relations humaines ? Avant de passer les entrevues, les étudiants savent très bien comment répondre aux questions portant sur l'humanisme et plusieurs collèges les obligent à faire 50 heures de bénévolat dans des organismes communautaires. Même si certains étudiants n'aiment pas cette activité, cela leur permet d'affirmer leur préoccupation sociale au cours des entrevues.

Cette obsession des résultats scolaires constitue-t-elle une qualité essentielle pour devenir un bon médecin ? De plus, qu'arrivera-t-il du recrutement dans les spécialités chirurgicales, par exemple ? Nous avons donc un problème de sélection et de formation des étudiants. Une étude démontre, par contre, que les médecins qui ont obtenu les meilleures notes au cours de leur entraînement sont ceux qui demeurent à la fine pointe de leur art et qui participent davantage à la formation médicale continue. Évidemment, cela ne tient pas compte de leurs relations avec les patients. Le problème demeure donc complexe. Les médecins seraient-ils plus efficaces s'ils apprenaient à écouter et à parler avec les malades, à comprendre les difficultés de la vie et à évaluer les origines familiales et professionnelles de certaines maladies physiques et mentales ? À mon époque, pour ce qui est de l'entrevue, le frère d'un de mes amis, professeur à l'université, m'avait donné la recette infaillible pour bien la réussir : « Mets ton plus bel habit, porte une cravate, sois poli, assieds-toi bien droit dans le fauteuil et si on te demande si tu veux être autre chose qu'un médecin, réponds non. » Bien que ce soit plus compliqué aujourd'hui, les étudiants connaissent aussi la recette.

À mon arrivée à l'université, j'ai tout de suite constaté qu'il existait deux sortes d'étudiants : ceux qui, comme moi, venaient d'un milieu moyen et devaient travailler pour gagner leurs études et les « fils à papa », qui se rendaient à l'université avec leur propre voiture et qui passaient tout leur temps le nez dans les livres. Je me souviens très bien d'un confrère qui, pendant toutes ses vacances d'été, étudiait la matière de la prochaine année pendant que je travaillais, de nuit, au salaire minimum, chez Johnson & Johnson, à la fabrication de serviettes hygiéniques. Bien sûr, dès la rentrée en septembre, il connaissait toute la matière et répondait parfaitement aux questions des professeurs, alors que les autres passaient pour des ignares. Par contre, savait-il ce que c'est que de travailler de nuit sur une machine qui n'arrête jamais de fonctionner et devant laquelle certaines personnes passent toute leur vie? C'était néanmoins un confrère très gentil, très brillant, qui ne pensait qu'à la médecine. J'ai cependant l'impression qu'il connaissait peu de choses de la vie et qu'il pouvait difficilement remettre en question la formation que nous recevions. Cette dichotomie entre les étudiants existe encore aujourd'hui, mais elle s'est sûrement amoindrie puisque, ayant accès plus facilement aux prêts et bourses, peu d'entre eux sont obligés de payer leurs études et de gagner difficilement leur pitance. Arrivés en pratique, le choc doit être cependant assez brutal. Cela pourrait expliquer pourquoi de jeunes médecins font de plus en plus appel au programme d'aide aux médecins du Québec. Pour être honnête, je dois souligner que plusieurs facultés de médecine ont commencé à mettre au programme des cours sur les sciences du comportement afin d'humaniser davantage la profession. Par contre, les sciences humaines sont dévalorisées dans la formation au détriment des sciences. Pour changer la situation, il faudrait que, dès le secondaire, l'étudiant ait une formation générale plus solide. Un retour aux humanités m'apparaît essentiel, puisque ces connaissances s'acquièrent lentement, avec l'expérience, et la formation devrait viser beaucoup plus à développer l'esprit critique nécessaire à l'utilisation des connaissances acquises. Je refuse par contre d'être pessimiste : il faut dénoncer longtemps les mêmes problèmes avant de voir bouger les choses.

Il y a plusieurs années, le Conseil supérieur de l'éducation affirmait que les études en sciences pures étaient la voie la plus sûre pour une carrière en médecine. La situation n'a pas beaucoup changé. Est-ce la meilleure voie? Il est grand temps que les facultés de médecine tiennent compte de ces constatations, modifient leurs critères de sélection en conséquence et accordent davantage d'attention à la formation psychologique et sociale du médecin, de même qu'à un apprentissage orienté vers une pratique générale enrichissante. Il faut remettre le souci d'humanisation des soins au premier plan dès le début de la formation non seulement des médecins, mais de tous les futurs professionnels de la santé. Les professionnels ont beau rendre d'excellents services, techniquement et scientifiquement parlant, ces services le sont trop souvent sans respect ni compassion, sans le minimum d'empathie qu'il faut manifester envers les patients qui traversent des moments difficiles.

Les universités devraient se poser les questions suivantes :

– Les étudiants entrent-ils trop jeunes en médecine?

– La prédominance de la performance scolaire comme critère de sélection favorise-t-elle le choix d'une spécialisation au détriment d'une approche plus globale? Actuellement, 60 % des étudiants optent pour une spécialité et 40 % pour la médecine de famille, alors que c'est l'inverse qui devrait exister.

– Enseigne-t-on trop tôt les spécialités au préjudice d'un bon apprentissage en médecine générale? Tout comme le cours classique de l'époque donnait une vue d'ensemble, la médecine générale n'est-elle pas la meilleure base avant de se spécialiser?

– Devrait-on revenir à un internat multidisciplinaire, avec des stages obligatoires en médecine, en chirurgie, en pédiatrie, en psychiatrie, en obstétrique-gynécologie et en gériatrie, pour que le futur médecin ait d'abord une bonne idée de l'omni-pratique, au lieu de se retrouver spécialiste de la valve gauche du cœur sans avoir aucune idée de ce qu'est une hypothy-roïdie?

– Devrait-on faire passer des tests psychologiques plus poussés, comme on le fait pour la sélection des cadres en psychologie industrielle, où toutes les variables de la personnalité sont évaluées?

Dans son document sur le médecin de famille de février 2005, le Collège des médecins fait aussi d'autres recommandations.

Recommandation
sur la sélection des candidats en médecine

« Tout en poursuivant une démarche utilisant les critères d'hu-manisme, d'engagement et de capacité scolaire, les facultés de médecine doivent poursuivre les efforts d'amélioration des modes de sélection des candidats aux études en médecine, en explorant de nouvelles façons de faire, démocratisant ainsi l'accès à la profession dans un modèle favorisant l'orientation vers la médecine de famille. Le Collège encourage les facultés de médecine à poursuivre leurs efforts d'évaluation des processus de sélection actuels et d'exploration de nouveaux modèles qui permettront de promouvoir la médecine familiale, en plus de la médecine spécialisée. »

Recommandation sur la formation universitaire

Le Collège recommande aux facultés de médecine, pendant la formation pré diplômée et les programmes de résidence en médecine familiale, de :

– « favoriser une exposition précoce de tous les étudiants en médecine, à des médecins de famille dont l'exercice consiste à la prise en charge et au suivi d'une clientèle déterminée, afin de susciter l'attrait de cette pratique de pointe, intéressante et stimulante ;

- établir, au niveau pré diplômé, un meilleur équilibre dans l'exposition à la pratique de la médecine de famille et de la médecine spécialisée ;

- préciser les compétences à atteindre lors d'un stage de formation, en fonction du niveau de l'étudiant et du rôle de prise en charge et de suivi ;

- varier les milieux de stages en privilégiant la polyvalence des milieux ;

- favoriser les échanges entre futurs médecins de famille et futurs médecins spécialistes pour les amener à mieux comprendre leurs rôles respectifs et développer une plus grande complicité ;

- revaloriser le rôle des formateurs de médecins de famille et consolider leur formation pédagogique afin de favoriser le recrutement et la rétention de nouveaux formateurs, en particulier de médecins d'expérience ;

- former un nombre suffisant de médecins de famille pour répondre aux besoins de la population ».

Le Collège insiste sur la révision de l'ensemble de la formation universitaire et une réorientation vers une plus grande exposition au travail du médecin de famille comme modèle de rôle pour la prise en charge et le suivi d'un patient. À cet égard, l'élargissement des milieux de stage, notamment par l'inclusion des cabinets privés, des cliniques médicales associées (CMA), des groupes de médecine familiale (GMF) et des cliniques-réseau, permettrait de favoriser la polyvalence souhaitée et de renforcer le rôle du médecin de famille.

Recommandation sur la formation
post graduée en médecine de famille

Le Collège des médecins recommande de :

- « maintenir la durée de la résidence en médecine familiale à deux ans. Il faudra faire la preuve que les modifications au cursus actuel ne suffisent pas à corriger les carences en polyvalence, prise en charge et suivi ;

- reconnaître le pouvoir discrétionnaire du directeur du programme de médecine familiale d'exiger des stages supplémentaires pour les résidents n'ayant pas acquis les compétences requises ;

- réviser les programmes de formation existants pour les adapter aux réalités actuelles ;

- articuler les formations complémentaires (par exemple médecine d'urgence) à une perspective d'exercice de la médecine de famille visant la prise en charge et le suivi d'une clientèle déterminée ;

- informer le futur médecin des possibilités de développement professionnel continu et intégrer les formations complémentaires, à l'intérieur d'un plan personnel de développement professionnel continu du médecin de famille, pour favoriser l'acquisition d'habiletés et de connaissances permettant d'améliorer les services à la population qu'il dessert ;

- limiter l'accès aux formations complémentaires dans des secteurs restreints d'activités, notamment en urgence, en soins prolongés et en soins palliatifs, en fin de résidence, pour prévenir une limitation précoce du champ de pratique ».

Le Collège est conscient de la tendance actuelle des nouveaux médecins à restreindre rapidement leurs secteurs d'activités cliniques ; cela le préoccupe et il encourage le maintien d'une polyvalence professionnelle plus propice à assumer la prise en charge et le suivi d'une clientèle déterminée, ce qui est le rôle principal du médecin de famille.

Enfin, à la fin des études, le Collège recommande aux autorités concernées de reconnaître et d'officialiser le mentorat, c'est-à-dire l'accès à un médecin de famille d'expérience bien identifié pour le nouveau médecin de famille, afin de permettre au jeune diplômé une transition harmonieuse et stimulante de la résidence en médecine familiale vers la pratique médicale. Ce mentor devrait être accessible à tous les nouveaux médecins de famille qui désirent s'en prévaloir dans les premières années de leur pratique.

En conclusion, les progrès scientifiques ont rendu la pratique médicale synonyme de l'application de techniques par des médecins de plus en plus embrigadés dans un complexe système technologique. Or, la médecine n'est pas seulement une science ou une technologie : elle se veut aussi un art qui devrait davantage s'inspirer des thérapeutiques globales. La santé doit se définir comme un bien-être non seulement physique, mais également affectif et moral. Il est clair que la surspécialisation a créé de nouveaux problèmes comme la fragmentation médicale qui conduit à celle du malade. La tâche de recoller les morceaux du malade est sûrement le prochain pas essentiel à faire dans le progrès de l'exercice de la médecine. Pour ramener le professionnalisme dans les soins de santé, il convient de redonner au médecin de famille sa place fondamentale dans le système, de reconnaître et de valoriser son expertise en matière de diagnostic et de traitement et de comprendre le rôle clé qu'il joue dans la prise de décisions face au malade.

Participer à l'interdisciplinarité

Avec l'amélioration de la formation universitaire, d'autres professionnels de la santé ont acquis des compétences qui, autrefois, étaient uniquement le fait des médecins. D'où le terme « interdis-ciplinarité », qui implique que certains actes médicaux peuvent maintenant être accomplis par d'autres professionnels de la santé. Je tenterai de répondre brièvement à certaines questions relativement à l'interdisciplinarité.

Pourquoi faut-il travailler en interdisciplinarité et partager des actes avec d'autres professionnels de la santé ?

Tout d'abord, parce qu'il ne faut plus travailler en silo mais en équipe. On sait tous que la demande des soins ira grandissante et que les cas seront de plus en plus complexes, parce qu'il inclu-ront des éléments biologiques, psychologiques et sociaux.

Deuxièmement, parce que le médecin doit demeurer l'expert du diagnostic et du traitement et qu'il doit transférer certaines tâches connexes à d'autres professionnels de la santé. Le médecin moderne doit être le chef d'orchestre et non l'homme-orchestre.

Troisièmement, en raison de la pénurie de médecins, ceux-ci doivent accomplir d'abord et avant tout les tâches pour les-quelles ils ont été formés. Lors de ma visite à Plattsburgh, le médecin ne tarissait pas d'éloges sur le *physician's assistant* en disant qu'il lui permettait d'avoir plus de temps pour les malades et qu'il n'avait plus à s'occuper de la « cuisine ». Au congrès des ordres des médecins du Canada, un médecin de la Nouvelle-Écosse est venu nous expliquer comment son travail s'était amé-lioré depuis l'arrivée de ce qu'ils appellent les *Nurse clinical assistants*.

Quatrièmement, parce que nous devons tous pousser pour que la réorganisation des services médicaux nous permette de donner de meilleurs soins à la population. Il s'agit d'accepter d'être des valets dans de plus grands royaumes fonctionnels plutôt que des rois dans de petits royaumes inefficaces.

Cinquièmement, parce que désormais les médecins devront aussi être plus mobiles, comme le sont tous les professionnels. Il faudra accepter d'aller travailler un peu plus loin et en différents endroits pour superviser des équipes. Les patients devront eux aussi apprendre à se déplacer un peu plus.

Avec qui les médecins
devront-ils d'abord et avant tout partager ?

Au Québec, il y a 24 ordres professionnels reliés à la santé. On ne peut pas tout régler d'un coup et en même temps. Le Collège des médecins a cru bon de discuter d'abord avec les professionnels en contact quotidien avec les malades, c'est-à-dire les infirmières et les pharmaciens. Ainsi, la description de tâches de l'infirmière dans un groupe de médecins de famille est bien établie, de même que celle de l'infirmière première assistante en chirurgie. Très bientôt sortiront des écoles des infirmières praticiennes spécialisées en néonatalogie, en cardiologie et en néphrologie. Des discussions sont en cours quant à l'infirmière praticienne de première ligne. Quant aux pharmaciens, ils partagent déjà certains actes avec les médecins. À titre d'exemple, une patiente peut obtenir la « pilule du lendemain » directement d'un pharmacien, sans avoir au préalable obtenu une consultation et une prescription d'un médecin.

Quelles sont les difficultés à surmonter pour les médecins ?

1) Les changements de mentalité.

Plusieurs médecins refusent de changer leurs habitudes. Quelques-uns, plus âgés, se plaignent du bon vieux temps et certains, plus jeunes, sont parfois prêts à donner trop de tâches médicales aux autres professionnels de la santé. Il faut tendre vers un équilibre où il importe que le médecin soit l'expert du diagnostic et du traitement et que nous n'arrivions pas, au bout du compte, à une médecine à rabais.

2) La peur.

Les médecins doivent être rassurés ; il ne s'agit pas d'une révolution mais d'une évolution. Dans la grande majorité des cas, il s'agit d'établir clairement des conduites qui étaient déjà adoptées de façon illégale et de les rendre légales et imputables.

3) La crainte des médecins de voir diminuer leurs revenus et leur pouvoir.

Ces craintes ne sont pas fondées. Dans tous les pays, socialistes, communistes ou capitalistes, les médecins ont toujours eu un pouvoir certain et sont loin d'être les plus démunis de la société.

Relativement à l'interdisciplinarité, il s'agit donc de prendre le temps de bien faire la transition dans la pratique professionnelle des médecins et d'arriver sereinement au XXIe siècle avec une médecine de partage de compétences diverses et de solidarité des divers professionnels de la santé envers les malades.

Participer davantage à la vie de la société

Au cours d'une conférence, l'ex-doyen de l'Université McGill, le Dr Cruess, a très bien résumé le rôle que doivent jouer les médecins dans la société.

« Les médecins doivent retourner aux valeurs fondamentales de la profession : le professionnalisme et l'altruisme. Le statut professionnel n'est pas statique, il est donné par la société à ceux qui satisfont ses attentes. Pour être perçus positivement, les médecins doivent faire en sorte que leurs propos ne soient pas compris comme reflétant leur intérêt pour leur portefeuille plutôt que l'intérêt public. »

Le Dr Cruess conclut que la stratégie qui en découle est simple :
il faut saisir cette occasion pour rebâtir la confiance du public
dans ses médecins, car le public souhaite que ceux-ci participent
aux décisions touchant la santé. Selon le Dr Cruess, pour rebâtir
cette confiance, il faut redéfinir le contrat liant médecins et
société et faire en sorte que les actions de la profession soient
orientées vers le bien commun.

Pour ce faire, les médecins ont différentes tâches à accomplir :
– augmenter leur cote d'amour auprès de la population ; ils
   doivent participer à des causes sociales (pauvreté, itinérance,
   suicide, MTS, toxicomanie), aux causes philanthropiques,
   faire de l'information dans les médias, bref, parler pour le
   patient d'abord et avant tout ;
– cesser de croire qu'ils détiennent la vérité. Les médecins
   oublient trop souvent que leur autonomie professionnelle
   a ses limites, car elle est accordée par la population qui peut
   la restreindre ou la retirer. En outre, d'autres professionnels
   de la santé ont maintenant une compétence spécifique et
   accomplissent des tâches autrefois confiées exclusivement aux
   médecins. Enfin, les connaissances spécialisées des médecins
   peuvent ne pas être pertinentes. Certaines décisions sont sub-
   jectives et se fondent sur des principes moraux ou des préfé-
   rences personnelles, plutôt que sur des données scientifiques.
   Par exemple, la société pourrait décider, en s'appuyant sur
   d'autres facteurs et priorités, de ne plus assumer le coût de
   certains traitements que les médecins jugent bénéfiques.
   Dorénavant, ces derniers devront donc établir une distinction
   entre la médecine et les soins de santé. La médecine implique
   la connaissance, alors que les soins de santé s'étendent à des
   champs plus larges d'application des connaissances médicales et touchent tous ceux qui ont un intérêt dans les politiques publiques. Pour reconquérir leur crédibilité, ils devront

accroître leur participation aux politiques de distribution des soins, puisque des solutions seront proposées et des décisions seront prises avec ou sans leur implication.

Somme toute, les médecins doivent avoir le courage de se prendre en main, de mieux s'organiser comme groupe de professionnels de la santé et d'établir des plans concrets de services à la population dans la poursuite d'une vision réaliste de l'amélioration des services de santé. Ils doivent cesser de voir le changement avec des yeux de victime et devenir les architectes de l'avenir.

Recommandations aux syndicats

Depuis leur création, les syndicats ont accompli un excellent travail pour la défense des travailleurs, mais ont-ils le monopole de la sagesse et de la crédibilité? Il ne s'agit pas de retourner dans les usines ou les mines de la fin du XIXe siècle, mais de tenir compte de la réalité actuelle. Je suis parfois irrité, sinon attristé, face à l'attitude des syndicats : il n'y a jamais rien de bon dans ce que font les autres, ils acceptent peu de compromis et apportent rarement des solutions pratiques, concrètes et équitables pour la société. La rigidité syndicale fait que l'employé devient un simple pion et ne reçoit aucune valorisation pour son travail. Il ne peut même pas aider un collègue qui a le malheur de ne pas avoir la même définition de tâche que lui. Tout cela, sans parler de la rigidité des conventions collectives, de l'absence de mobilité des employés, de l'impossibilité de substitution des travailleurs les uns aux autres et des procédures de griefs qui coûtent une fortune à la société.

Il a fallu deux peintres pendant quatre jours pour peindre un mur au Centre de recherche où je travaillais. Chaque jour, ceux-ci devaient d'abord se rendre au « Local de la pointeuse », puis marcher 15 minutes pour revenir au Centre de recherche.

Le temps de s'installer et, déjà, c'était la pause-café : 30 minutes de marche aller-retour pour se rendre à la pointeuse, 30 minutes de pause-café. Retour au Centre de recherche, quelques coups de pinceaux et arrivait le dîner : une heure. Même scénario l'après-midi avec, en plus, le nettoyage de l'équipement avant de partir. J'aurais pu faire le travail moi-même en deux jours, sans trop d'efforts. Improductivité et abus du système.

Et que dire de Gérard, cet infirmier en psychiatrie, homme dynamique et plein d'initiatives. Dans ses loisirs, il élève des canards sur sa ferme. Un jour, quelque temps après l'aménagement d'un étang sur le site de l'Hôpital Louis-H. Lafontaine, Gérard y a déposé trois canards afin d'égayer la vie des patients. Je vois encore les grands malades psychiatriques qui s'animaient autour de l'étang et souriaient tout en les nourrissant. Or, puisque Gérard n'avait pas demandé la permission, une enquête fut instituée pour trouver l'auteur du crime. Gérard a failli perdre son emploi parce que cela ne faisait pas partie de sa tâche. Cinq ans plus tard, on développait les principes de la zoothérapie dans trois unités de malades psychiatriques chroniques à qui l'on confiait un chien. Gérard a été un précurseur bafoué par un système qui tue toute initiative.

Autre aberration pour le commun des mortels : pourquoi faut-il un protocole d'entente de retour au travail une fois que les parties se sont entendues ? Si l'on s'est entendu, pourquoi faut-il aussi s'entendre pour décider du moment du retour au travail ? Pourquoi pas le lendemain ? L'ensemble de la population a-t-il déjà eu des détails sur les clauses normatives, comme un allongement des vacances, une diminution des heures de travail, un meilleur fonds de pension, etc. ? Tout cela représente des coûts dont on n'entend jamais parler.

Enfin, pourquoi une promotion doit-elle être basée sur l'ancienneté avant la compétence? Lors de ma visite à l'hôpital de Plattsburgh, j'ai rencontré l'infirmière assistante-chef en oncologie, une jeune Québécoise de Trois-Rivières. Comment se retrouvait-elle là et comment avait-elle obtenu ce poste? Elle m'a confié qu'elle avait travaillé dans trois hôpitaux au Québec et qu'elle n'avait jamais pu obtenir de promotion parce qu'elle n'avait pas assez d'ancienneté. À Plattsburgh, même s'il y a un syndicat, c'est d'abord et avant tout la compétence qui entre en jeu quand un poste s'ouvre. Elle m'a même donné l'exemple de deux infirmières qui avaient postulé à un poste, avec la même compétence et la même ancienneté. Dans ce cas, les dossiers avaient été scrutés et l'on avait retrouvé dans celui de l'une d'elles une plainte pour grossièreté envers un patient, ce qui lui avait fait perdre le poste. Quand commencerons-nous à favoriser les gens compétents et humains?

Alors que je travaillais en recherche, notre équipe a été la première à évaluer scientifiquement la satisfaction et le rendement au travail du personnel infirmier et des préposés aux bénéficiaires à la fin des années 1970 et au début des années 1980. Les infirmiers et infirmières ayant plus de 14 ans d'ancienneté étaient les moins satisfaits et les moins intéressés par leur travail. Le personnel de nuit était le groupe le plus satisfait parce que les activités et le nombre d'employés étaient alors réduits. Quant aux préposés, plus de 25 % se situaient sous la norme attendue de travail. Pris isolément, les facteurs suivants ressortaient : relations inadéquates avec les patients (14,9 %), manque de motivation et d'intérêt (32,4 %), peu de capacité d'adaptation (31,5 %), absentéisme sans motif (28,7 %), quantité insuffisante de travail (10 %) et rendement de mauvaise qualité (18,3 %). Pour pallier ces pertes économiques, sociales et professionnelles, notre équipe suggérait une approche qui encourageait la croissance professionnelle, la décentralisation des décisions, la variation et la division du travail selon les habiletés de chacun. Combien d'études sur le même thème ont été publiées depuis, sans aucun résultat tangible sur le terrain ?

Les syndicats permettent à des groupes d'intérêts de se donner des salaires et des conditions de travail confortables, au détriment des contribuables et des chercheurs d'emploi compétents qui n'ont pas accès aux emplois de qualité auxquels ils ont droit. Les conventions collectives impersonnelles et réglementaires ne laissent aucune place à la liberté individuelle et entraînent une stagnation dans le milieu de travail : culte de la permanence, quasi-absence de pouvoir de congédiement des employés pour incompétence ou négligence, tolérance envers certains employés et griefs abusifs qui impliquent des coûts astronomiques, grèves ou débrayages illégaux, cautionnement de gestes irresponsables de certains de leurs membres, guerre contre la sous-traitance, qui est aujourd'hui un outil de gestion stratégique au cœur des activités des PME, lesquelles sont de loin les plus créatrices d'emplois ! Tout cela explique que les syndicats aient la hantise de la privatisation sous quelque forme que ce soit et soutiennent que les soins prodigués par le secteur privé coûtent plus cher que ceux fournis par le secteur public. De plus, ils prétendent que si l'on autorise une participation du secteur privé dans le secteur public, les fournisseurs privés vont immédiatement évincer ceux du secteur public. Or le plus probablement, et les études économiques confirment ce fait, on découvrira que de nombreux établissements gouvernementaux présentent des carences sur le plan de l'administration, sont bien souvent inefficaces et ont des coûts élevés en partie à cause des conventions collectives onéreuses. Seule la concurrence de fournisseurs privés au sein du système public pourra mettre ce fait en lumière.

Il est donc grand temps de changer notre système de relations de travail pour nous engager dans un partenariat entre employeurs et syndicats, afin de négocier des contrats sociaux qui améliorent les relations de travail et la productivité. Patrons et employés devraient s'efforcer ensemble d'assainir le climat de travail, d'augmenter la motivation des travailleurs et d'améliorer les compétences de toutes les ressources humaines au lieu de se regarder comme chien et chat. La reconnaissance des compétences devrait être le premier critère de l'avancement d'un employé. La formation professionnelle continue devrait être valorisée au plus haut point, afin de permettre aux travailleurs de s'adapter le plus rapidement possible aux changements. Enfin, les syndicats devraient devenir des partenaires dans le développement social et économique de la société au lieu de rester un instrument de défense des intérêts de leurs membres dans un perpétuel climat d'affrontement. Ils doivent devenir beaucoup plus conscients des changements de société, mettre un frein au protectionnisme et s'ouvrir aux idées novatrices apportées par de très nombreux jeunes qui sont plus souples, plus autonomes et moins dépendants que leurs aînés. La population (et les jeunes en particulier) ne pourra plus tolérer longtemps d'être prise en otage.

Finalement, chaque travailleur doit se convaincre que tous ces changements sont nécessaires, accepter de participer à l'évolution et se rendre compte qu'il faudra encore malheureusement se serrer la ceinture. Le gâchis des 30 dernières années ne peut être réparé par magie et la période d'opulence à crédit est terminée. Il nous faut, tout un chacun, en prendre conscience. Il est grand temps que tous les partenaires provoquent d'importants changements de mentalités dans toutes les couches de la population. Cette prise de conscience générale et les actions qui s'ensuivront sont les conditions essentielles au maintien de notre niveau de vie et de notre prospérité.

Recommandations au public

Le public a aussi son rôle à jouer. Comment peut-il jouer ce rôle? Par l'information, le bénévolat et la participation à des fondations ou à des organismes philanthropiques.

L'information et l'éducation du public

De nos jours, même si l'information médicale est plus largement diffusée, le grand public ne sait pas trop ce qu'il doit lire ou croire. Les journaux, les magazines et Internet présentent continuellement des reportages ou des articles sur la santé et la maladie. Trop souvent hélas, ces nouvelles ne font pas l'objet d'une véritable évaluation critique.

Voici les six questions que le public doit se poser pour évaluer ce que j'appelle les miracles de la science, tels qu'ils sont proclamés dans les médias.

1) Quelle est la source de la nouvelle? Une découverte scientifique qui provient d'un institut de recherche reconnu est sûrement plus sérieuse que celle qui émane d'un centre peu connu ou d'une entreprise pharmaceutique dont l'intérêt consiste à faire grimper son chiffre d'affaires.

2) Qui a payé pour l'étude? Une recherche subventionnée par un gouvernement ou une fondation reconnue fait sûrement preuve de plus d'objectivité qu'une étude dont le budget a été octroyé par une industrie privée qui désire mettre un nouveau produit sur le marché.

3) À quel stade en est rendue la recherche? Si les résultats annoncés portent sur des animaux de laboratoire, il faudra encore plusieurs années avant que des résultats tangibles soient obtenus chez l'humain.

4) L'évaluation clinique est-elle valide? Par exemple, le nouveau traitement a-t-il été appliqué à un grand nombre de patients?

Dans le cas d'un nouveau médicament, a-t-il été comparé avec un médicament connu et efficace et avec un placebo, c'est-à-dire un comprimé ne contenant aucune substance active?

5) Des expériences similaires ont-elles été faites dans d'autres grands centres de recherche? Habituellement, les projets de recherche importants sont développés simultanément dans plusieurs centres reconnus et le suivi des patients est suffisamment surveillé pour qu'on puisse escompter des résultats à long terme.

6) Enfin, quels sont les résultats et les effets secondaires mentionnés dans l'étude? La guérison des malades a-t-elle été complète, ou leur état s'est-il seulement amélioré? Les effets secondaires du traitement sont-ils minimes ou très sérieux?

Des réponses claires à ces questions aident à mieux évaluer les nouvelles scientifiques lancées dans les médias, à propos de nouveaux médicaments, de procédures ou d'appareils médicaux, et à comprendre s'il s'agit ou non de réels miracles de la science.

Quant aux campagnes d'information, elles pourraient porter sur la prévention primaire, la prévention secondaire et la tertiaire. Par prévention primaire, qu'on appelle aussi promotion de la santé, on entend toute activité servant à empêcher une maladie d'apparaître; la prévention secondaire, quant à elle, consiste à dépister les maladies dès leurs premiers symptômes afin qu'on puisse les traiter avant qu'elles entraînent des dommages sérieux. Enfin, par la prévention tertiaire, il est possible de réduire la durée d'une maladie et de limiter les dommages qu'elle peut causer.

Sur le plan de la prévention primaire, certaines campagnes d'éducation populaire peuvent être très efficaces pour un type de maladie, alors qu'elles sont relativement inefficaces pour d'autres. Dans le cas des maladies mentales, par exemple, la recherche démontre que les facteurs de risque ne sont pas encore clairement définis, contrairement à ceux, entre autres, qui prédisposent à des maladies cardiovasculaires. Par exemple, il est plus utile de faire des campagnes contre le tabac, contre la malbouffe ou pour l'exercice physique dans le but de diminuer l'incidence des maladies pulmonaires, des maladies cardiaques ou du diabète que de tenter de s'attaquer à la prévention de la schizophrénie, dont l'origine comporte des éléments génétiques qu'on ne peut pas modifier par une campagne de prévention.

Les campagnes d'information en prévention secondaire, pour leur part, aident les gens à détecter les premiers signes et symptômes des maladies afin de les inciter à obtenir un traitement beaucoup plus précoce. Dans une telle situation, les patients sont traités plus tôt, le traitement est plus facile, le pronostic amélioré et les risques de dommages à long terme d'autant diminués. La prévention secondaire peut être extrêmement utile. Par exemple, notre équipe de recherche, à Louis-H. Lafontaine, s'est déjà occupée d'un patient qui souffrait depuis plus de vingt ans d'agoraphobie, la peur des foules et des grands espaces, et qui n'avait pas été traité. Paradoxalement, ce malade était un médecin-spécialiste bien connu, qui avait caché son problème pendant des années, vécu deux divorces et refusé des emplois intéressants à cause de sa maladie, dont il était incapable de poser le diagnostic. Ce n'est que quelques jours à peine avant la consultation psychiatrique qu'il avait compris son problème, après avoir lu un article sur l'agoraphobie dans le magazine américain *Family Circle*. Si un médecin a pu apprendre ce qu'est l'agoraphobie et son traitement dans un magazine pour la famille, il est facile d'imaginer à quel point les campagnes d'information en prévention secondaire seraient utiles auprès du grand public.

Quant à la prévention tertiaire, elle vise principalement la réadaptation. Voilà pourquoi il faut organiser et évaluer l'efficacité des campagnes d'éducation populaire permettant une meilleure réhabilitation des malades handicapés dans notre société. Par exemple, les campagnes d'information sur la déficience intellectuelle ont complètement changé l'attitude des gens face aux enfants et aux adultes présentant ce problème.

Étant donné les connaissances acquises et la technologie existante pour développer des campagnes d'éducation destinées au grand public, il est impérieux que des professionnels de la santé, des spécialistes des médias, des gouvernements et des agences communautaires s'intéressent et collaborent au développement et à la mise sur pied de telles campagnes.

Certains organismes à but non lucratif ont très bien compris qu'il faut s'attaquer aux trois types de prévention. Par exemple, dans le domaine de la santé et de la maladie mentale, que je connais davantage, la Fondation des maladies mentales fait de la prévention et de la détection précoce de la dépression chez les élèves du niveau secondaire dans les écoles avec son programme « Solidaires pour la vie ». Elle fait de même pour la prévention et la détection de l'épuisement professionnel et de la dépression en milieu de travail avec son programme « Ça me travaille » dans les industries. De leur côté, les patients aident à la réadaptation (prévention tertiaire) des malades mentaux par l'art thérapeutique. Ces organismes reçoivent très peu de subventions publiques et accomplissent néanmoins un travail exemplaire.

Le bénévolat

Le bénévolat est une autre activité enrichissante qui touche le grand public, qui diminue les coûts des services de santé, qui mérite d'être développée davantage et valorisée à juste titre. De nos jours, le bénévolat ne correspond nullement aux activités des dames patronnesses d'il y a soixante-quinze ans. Il n'est plus identifié à de vieilles chipies qui se donnent bonne conscience et ne doit pas non plus être perçu comme une nouvelle forme de *cheap labor*. Le bénévolat d'aujourd'hui ressemble davantage à un travail régulier, à temps partiel ou à temps plein. D'ailleurs, je préfère nettement le terme «travail volontaire» à celui de bénévolat, qui signifie «qui est fait gratuitement et sans obligation». D'une part, rien n'est fait gratuitement. Selon les sources, on définit le bénévolat comme une façon d'oublier ses problèmes et de vivre vraiment ou encore une manière de se valoriser. En effet, le bénévole désire aider les autres, mais veut aussi s'aider par la même occasion. Donc, le bénévolat n'est pas un acte gratuit. D'autre part, il n'est pas non plus sans obligation. Malheureusement, plusieurs bénévoles font mal leur travail en n'étant pas assidus, en se présentant uniquement lorsqu'ils en ont le goût, en disparaissant pendant toute la période estivale, etc.

Combien de situations pénibles se sont ainsi modifiées à l'arrivée de travailleurs volontaires? En Chine, certaines garderies fonctionnent grâce à des retraités qui s'occupent des enfants de façon admirable. Aux États-Unis, le climat d'un hôpital pour déficients mentaux a changé complètement avec la venue d'une équipe de travailleurs volontaires. Plusieurs patients ont fait des progrès étonnants en peu de temps grâce à la patience, à l'amour et au contact chaleureux et fréquent des bénévoles.

À l'unité des soins palliatifs de l'Hôpital Notre-Dame, une équipe de travailleurs volontaires est constamment présente. Chaque travailleur volontaire respecte un horaire précis, doit se présenter au travail et y accomplir ce qu'on attend de lui. J'ai rencontré cette équipe extraordinaire lors du décès de mon père à l'unité des soins palliatifs. Discrètes, mais présentes au moindre signe d'angoisse ou de détresse du malade, compréhensives et soutenant les proches, ces personnes respiraient la douceur, l'affection et la compréhension. Au cours du séjour de mon père dans cette unité, notre famille a surtout connu Lucille, cette jeune femme au grand cœur. Avocate, c'est pour soutenir les malades et leur famille qu'elle se rendait à l'hôpital plusieurs fois par semaine. Pourquoi? «Parce que j'ai besoin de donner», m'avait-elle répondu.

J'ai aussi connu Jacques. Une semaine avant le décès de mon père, à 2 heures, l'infirmière me téléphona à la maison pour m'avertir que papa allait plus mal, mais qu'il n'y avait pas d'urgence, que Jacques était avec lui. Jacques? Un bénévole. Je me rendis immédiatement à l'hôpital. C'était vrai, Jacques était là et agissait envers mon père comme si c'était le sien. Je pris la relève et Jacques me fit savoir que si j'étais fatigué, il viendrait me remplacer. Je restai avec mon père; par ailleurs, je savais qu'en cas de besoin, un ami m'attendait tout près. Je n'en revenais pas. Lors du décès de papa, le dimanche, Lucille était là, comme si elle avait pressenti que c'était ce jour-là qu'il nous quitterait. Sa présence discrète et sa gentillesse nous rendaient la douleur plus acceptable. En quittant l'hôpital, après avoir remercié toute l'équipe, nous sommes allés signer les derniers papiers. Lucille était avec nous. À notre départ, elle nous embrassa tous comme si nous étions de vieux amis qui se voyaient pour la dernière fois. Combien de fois avait-elle déjà vécu ces pertes, ces départs, avec la même candeur et la même bonté?

À la suite du séjour de mon père à l'unité des soins palliatifs et de son décès, je me suis posé plusieurs questions. Pourquoi faut-il mourir d'un cancer pour avoir droit à plus de respect, de politesse et de compréhension? Pourquoi d'autres unités, d'autres services, d'autres hôpitaux, tous les hôpitaux, ne fonctionnent-ils pas de cette façon? En plus de l'équipe régulière, pourquoi ne trouve-t-on pas plus de Lucille et de Jacques pour tous les malades ? Quand cet exemple ou ce modèle sera-t-il généralisé dans tous les hôpitaux de la province ? Bref, pourquoi ne pas donner à tous les malades des soins plus humains, comme cela se fait à l'unité des soins palliatifs ?

Je ne souhaite toujours pas mourir d'un cancer. J'espère néanmoins, moi aussi, avoir quelqu'un qui me tiendra la main lorsque j'aurai peur, et que les miens auront la chance de connaître et de se rappeler avec beaucoup d'affection une équipe comme celle de l'unité des soins palliatifs.

À l'Hôpital général juif de Montréal, en plus d'être présents dans divers services, les bénévoles gèrent la cantine, la boutique de cadeaux et le kiosque d'information ; leur participation permet de diminuer les coûts en personnel et de dépenser cet argent pour les services aux patients. Comme on le constate, les bénévoles peuvent rendre d'excellents services, non seulement comme accompagnateurs, mais aussi comme commis, comptables, aide-cuisiniers, etc.

Le travail extraordinaire que font les bénévoles gagnerait à être mieux organisé dans les hôpitaux et davantage valorisé par notre société. Peut-être cette formule inciterait-elle aussi certains membres du personnel à adopter un comportement plus humain et compréhensif envers les malades ? Finalement, l'administration des centres hospitaliers devrait être beaucoup plus consciente de l'importance, de l'efficacité et de l'utilité du bénévolat.

Les fondations hospitalières et les organismes philanthropiques

Quand j'ai créé la Fondation des maladies mentales, je me suis retrouvé, pour la première fois de ma carrière, entouré d'hommes et de femmes d'affaires. J'ai été étonné de leur grandeur d'âme, de leur dévouement et de leur disponibilité. Le vieil adage « Si tu veux que le travail soit fait, donne-le à quelqu'un qui est très occupé » se manifeste de façon concrète en ce qui a trait à la contribution du monde des affaires à des bonnes causes. Gestion du temps, efficacité et souci d'une administration légère leur sont propres et plusieurs administrateurs du réseau public auraient intérêt à s'en inspirer. Être un bon citoyen corporatif semble être leur devise première, même si la visibilité, le rayonnement de l'entreprise ou le contact avec d'autres gens d'affaires constituent aussi des motivations. Cela est tout à fait humain et normal. On peut sûrement dire que la philanthropie, c'est pour donner... et aussi pour recevoir. Qui que nous soyons, nous travaillons tous pour recevoir un renforçateur matériel (l'argent) et un renforçateur social (la crédibilité et la notoriété). L'industrie de la philanthropie n'échappe pas, elle non plus, à ces règles de base.

Les gens d'affaires sont orientés vers l'action et les résultats concrets. Rares sont les administrateurs du système public qui possèdent ces deux traits de personnalité, lesquels, de toute façon, ne s'apprennent pas à l'université. Les hommes et les femmes d'affaires qui font de la philanthropie sont souvent des bâtisseurs et des leaders qui suivent les tendances du marché et anticipent l'avenir. Aucun gouvernement ne pourra suivre l'évolution des technologies ni donner à la population tous les services requis pour conserver la santé ou prévenir la maladie. Les fondations sont donc nécessairement vouées à jouer un rôle de plus en plus grand dans la société. En conséquence, chaque fondation ou organisme philanthropique doit attirer tous les leaders possibles dans la communauté et leur offrir un plan d'action concret, réaliste et réalisable.

C'est bien beau de faire une campagne de souscription pour une bonne cause et d'aller chercher des philanthropes, mais qu'en est-il des gens du milieu? Lorsque nous avons lancé notre campagne de 5 millions de dollars en 5 ans pour le Centre de recherche Fernand-Seguin, les gens d'affaires nous demandaient d'emblée : « Est-ce que les chercheurs, les médecins et le personnel de l'hôpital participent au financement de la Fondation? » Nous avions pu heureusement prévenir le coup en commençant notre campagne interne une année plus tôt avec un objectif de 1 million de dollars en 5 ans. Si nous voulons amener les autres dans notre projet, il faut d'abord y croire nous-mêmes et y participer.

Par contre, plusieurs fondations sont rattachées à diverses institutions publiques et il arrive que leurs conseils d'administration soient noyautés par du personnel de l'institution. Cela n'est pas mauvais en soi; par contre, l'argent se trouve dans la communauté, pas dans l'institution publique. Voilà pourquoi il faut aller chercher des gens à l'extérieur du milieu. Ainsi, l'institution publique améliore ses relations et ses communications avec la population. Il importe donc que les conseils d'administration des fondations soient majoritairement composés de membres extérieurs à l'institution et que ce soit la fondation et non l'établissement de santé qui décide comment et dans quel secteur la fondation doit investir. Vous êtes des donateurs, des bénévoles et des usagers, il vous revient de décider où doit être dépensé votre argent. Les fondations ne doivent jamais devenir la vache à lait des gouvernements ou des hôpitaux.

Collaborer à une fondation veut dire travailler activement et non pas se contenter de retrouver son nom sur la papeterie. Pour être membre d'un conseil d'administration, il faut avoir des idées et des contacts et aussi une personnalité forte qui permet de convaincre les donateurs. Un homme d'affaires anglophone, membre d'une grosse fondation, me disait : « *It's not twisting somebody's arm, it's breaking it a little.* » Au lieu d'utiliser la méthode douce en envoyant des lettres polies, il est beaucoup plus rentable d'envoyer un ou deux membres influents directement dans le bureau d'un président d'entreprise et d'avoir un solide entretien face à face. Nous devons agir exactement comme dans le milieu des affaires. La philanthropie, ce n'est plus une association de « boy-scouts », c'est une industrie qui doit progresser, évoluer et viser l'augmentation graduelle de ses actionnaires et de son capital.

Le domaine de la philanthropie se développe de plus en plus au Québec, quoique nous ayons du retard sur le milieu anglophone pour des raisons culturelles et économiques. Ce temps est révolu; nous avons maintenant des familles plus riches, des fondations privées et des gens d'affaires prospères. Nombreux sont ceux qui commencent à penser, comme les anglophones le font depuis longtemps, qu'il faut soutenir nos institutions, particulièrement dans le domaine de l'éducation et de la santé.

Conclusion

Pour arriver à des soins de santé plus humains et plus efficaces, des changements s'imposent. Le gouvernement, les universités, les professionnels de la santé, les médecins, les syndicats, les travailleurs du réseau de la santé et le grand public, tous doivent collaborer pour que nous ayons des soins dignes d'une société moderne. Je ne prétends pas détenir la vérité, mais mon engagement dans le milieu médical de même que les nombreux témoignages que j'ai reçus de patients et de leurs familles sur les lacunes de notre système m'ont incité à partager cette réflexion avec vous. Mon père disait toujours : « Il vaut mieux précéder la parade que la suivre. » Depuis une dizaine d'années, le défilé est commencé, mais il n'avance pas vite. Il est grand temps d'agir concrètement, plutôt que de continuer à publier des rapports, à constituer des commissions d'enquête et à faire des énoncés théoriques, pour au moins éviter que le défilé ne se termine en queue de poisson ou en émeute.

Le système de santé est en mutation. Des changements positifs ont déjà été apportés et plusieurs solutions concrètes sont actuellement sur la table. Il y a donc de l'espoir et une volonté que les choses changent. Provoquons tous ensemble ces changements le plus tôt possible, sans quoi nos enfants paieront encore les pots cassés.

Bibliogaphie

ASSOCIATION DES ÉTABLISSEMENTS PRIVÉS CONVENTIONNÉS, *Partenariat privé-public pour la gestion d'un ensemble de santé territorial de première ligne*, Montréal, 2000, 17 p.

BEAUDIN, L., R. ÉLIE et Y. LAMONTAGNE, « Satisfaction au travail du personnel infirmier dans un hôpital psychiatrique », *Administration hospitalière et sociale*, vol. 5, 1982, p. 41-46.

BERGER, F., « Plus de personnes âgées que d'enfants dès 2010 au Québec », *La Presse*, 16 décembre 2005, p. A25.

BONNIN, A., *Des idées pour le Québec*, Outremont, Éditions Carte blanche, 1998, 158 p.

BOYER, M., « Le Québec perd du terrain », *La Presse*, 4 janvier 2006, p. A19.

BOYER, R., Y. LAMONTAGNE et P. A. GAGNON, « Évaluation du rendement au travail des préposés aux bénéficiaires d'une institution psychiatrique », *Administration hospitalière et sociale*, novembre-décembre, 1979, p. 32-36.

BRETON, R., *Les monopoles syndicaux dans nos écoles et dans nos villes*, Montréal, Les Éditions Varia, 1999, 115 p.

BRUNELLE, D., *Main basse sur l'État*, Montréal, Fides, 2005, 276 p.

COLLÈGE DES MÉDECINS DU QUÉBEC, « Complémentarité du secteur privé dans la poursuite des objectifs fondamentaux du système public de santé au Québec », *Mémoire présenté au comité Arpin*, Montréal, 28 janvier 1999, 17 p.

COLLÈGE DES MÉDECINS DU QUÉBEC, « Le médecin de famille : un rôle essentiel à moderniser », *Énoncé de position*, Montréal, février 2005, 13 p.

COLLÈGE DES MÉDECINS DU QUÉBEC, « Organisation des services médicaux », Montréal, 2000, 11 p.

COLLÈGE DES MÉDECINS DU QUÉBEC, « Réorganisation des services médicaux et la gestion des services médicaux : mieux, autrement et selon nos moyens », Montréal, 2003, 12 p.

COMITÉ DE TRAVAIL SUR LA PÉRENNITÉ DU SYSTÈME DE SANTÉ ET DE SERVICES SOCIAUX DU QUÉBEC, « Pour sortir de l'impasse : la solidarité entre nos générations », Ministère de la Santé et des Services sociaux, Québec, 2005, 145 p.

COMMISSION D'ÉTUDE SUR LES SERVICES DE SANTÉ ET LES SERVICES SOCIAUX, « Les solutions émergentes », Ministère de la Santé et des Services sociaux, Québec, décembre 2000, 408 p.

CONTANDRIOPOULOS, A. P., « Pourra-t-on encore demain compter sur un système de santé universel, accessible à tous et de qualité ? » *Patrimoine*, vol. 7, n° 2, 1999, p. 1-3.

COUDÉ-LORD, M., « Un Hydro-Québec de la Santé », *Le Journal de Montréal*, 5 novembre 2000, p. 30.

DUBUC, A., « Santé : parlons solidarité », *La Presse*, 4 novembre 2005, p. A19.

DUBUC, A., « Privé en santé : huit raisons pour bouger », *La Presse*, 24 décembre 2005, p. 7.

DUTRISAC, R., « Santé : Parizeau et Johnson sont favorables au privé », *Le Devoir*, 11 décembre 2005, p. A5.

FOOT, D. K., *Entre le Boom et l'Écho*, Montréal, Boréal, 1996, 307 p.

FORTIN, M., « Médecins et gestionnaires dans la réforme : un mariage viable ? », *Le Point*, octobre 2005, p. 10-11.

FRIGON, G., « L'hypocrisie en santé », *La Presse*, 17 octobre 2005, p. 5.

GROUPE DE TRAVAIL SUR LA COMPLÉMENTARITÉ DU SECTEUR PRIVÉ DANS LA POURSUITE DES OBJECTIFS FONDAMENTAUX DU SYSTÈME PUBLIC DE SANTÉ AU QUÉBEC, « Rapport Roland Arpin », Ministère de la Santé et des Services sociaux, Québec, 1999, 117 p.

HOECHST MARION ROUSSEL, *Sondage sur l'opinion des consommateurs canadiens à l'égard des soins de santé*, Hoechst, 1999, 20 p.

INSTITUT ÉCONOMIQUE DE MONTRÉAL, « Une majorité de plus en plus forte de Canadiens ouverts à un accès accru à des soins de santé privés », Sondage Léger Marketing, Montréal, 15 décembre 2005.

LACHANCE, M., « Hydro-Santé à la rescousse », *L'actualité*, 1ᵉʳ septembre 2001, p. 14-16.

LAMONTAGNE, Y., *La médecine mécanisée*, Montréal, Éditions La Presse, 1986, 115 p.

LAMONTAGNE, Y., « L'équilibre public-privé », présenté au Colloque de l'Association des directeurs généraux des services de Santé et des Services sociaux du Québec, Montréal, 5 novembre 1998, 13 p.

LAMONTAGNE, Y., « Dilemme de la carrière à la mi-vie » dans *L'Âme de l'organisation*, sous la direction de Jean-Jacques Bourque et François Lelord, Montréal, Éditions Québec-Amérique, 1999, 250 p.

LAMONTAGNE, Y., *S'effacer ou s'impliquer davantage*, présenté au Congrès de l'Association médicale du Québec, Montréal, 15 avril 2000, 7 p.

LAMONTAGNE, Y., *Et si le Québec, c'était la fierté ?*, Montréal, Guy Saint-Jean Éditeur, 2000, 111 p.

LAMONTAGNE, Y., « La transformation du système de santé est obligatoire », Collège des médecins du Québec, Montréal, juin 2001, 4 p.

LAMONTAGNE, Y., « Et si les hôpitaux nous appartenaient ? », *Le Devoir*, 21 janvier 2002, A6.

LAMONTAGNE, Y., « Interdisciplinarité et partage des actes : arriver tous ensemble au XXIᵉ siècle », présenté au Colloque de l'Association des Conseils des médecins dentistes et pharmaciens du Québec, Montréal, 12 septembre 2003, 7 p.

LAMONTAGNE, Y., « La télémédecine : un leadership à reconquérir », présenté au 4ᵉ Symposium sur la Télésanté, Québec, 18 septembre 2003, 6 p.

LAMONTAGNE, Y., « Dix suggestions pour les Fondations d'établissements du Québec », présenté au Colloque annuel de l'Association des fondations d'établissements de santé du Québec, Bromont, 23 octobre 2003, 13 p.

LAMONTAGNE, Y., « Faut-il dépolitiser la santé ? », présenté au Colloque Espace-Santé, Université de Montréal, 20 mars 2004, 18 p.

LAMONTAGNE, Y., « La collaboration interprofessionnelle », présenté au Xᵉ Colloque des conseils des infirmiers et infirmières du Québec, Montréal, 4 mai 2004, 18 p.

LAMONTAGNE, Y., « Changer les mentalités », *La Presse*, 20 juin 2004, p. A13.

LAMONTAGNE, Y., « Le médecin des années 2000 : technicien ou professionnel de la santé », présenté au Colloque du Département de médecine générale des Laurentides, Mont Gabriel, 30 septembre 2005, 8 p.

LEGAULT, M., « La télémédecine, un enjeu majeur pour le Collège et les fédérations », *L'actualité médicale*, 28 avril 1999, p. 20.

LÉGER, J. M. et S. LAFRANCE, « Regagner la confiance », *Commerce*, décembre 2005, p. 8.

LESSARD, D., « Les Québécois favorables au privé », *La Presse*, 30 juin 2005, p. A9.

MARTEL, A. et M. ORAL, *Les défis de la compétitivité*, Montréal, Publi-Relais, 1995, 237 p.

MIGUÉ, J. L., *Étatisme et déclin du Québec*, Montréal, Éditions Varia, 1998, 247 p.

OSBORNE, D. et T. GAEBLER, *Reinventing Government*, New York, Plume, 1993, 405 p.

OUELLETTE, P., « Le temps de réfléchir », *La Presse*, 6 août 2005, p. A 24.

PARÉ, J., « Derrière le plan B, le plan C », *L'actualité*, octobre 1997, p. 12-13.

PAUCHANT, T. C., *Guérir la santé*, Montréal, Fides/Presses HEC, 2002, 392 p.

PETRANTCHIN, V., *Le point sur les assurances privées*, Santé Inc., novembre 2005, p. 32-34.

PRATTE, A., « Les autruches », *La Presse*, 6 août 2005, p. A 25.

SÉGUIN, Y., *Commission sur le déséquilibre fiscal*, Gouvernement du Québec, 2002, 214 p.

TREMBLAY, M., « Enfin des médecins de famille pour Montréal », *Le Devoir*, 6 novembre 2005, p. B8.

TRUDEL, J., « Les années zéro », *L'actualité*, 15 mars 2005, p. 26.

VILLEDIEU, Y., *Un jour la santé*, Montréal, Boréal, 2002, 316 p.

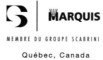

MEMBRE DU GROUPE SCABRINI

Québec, Canada
2006